KB009506

굿슬립 굿라이프

성공하고 싶다면 침대 속으로 들어가라!

굿슬립 굿라이프

바른수면연구소 서진원 지음

북산

건강한 삶은 수면이 결정짓는다

전 세계적으로 건강한 삶에 대한 관심이 지속적으로 높아지고 있다. 그러나 모두 알고 있듯이 건강의 지름길은 없다. 건강한 생활을 위해서는 음식과 운동, 수면이 가장 중요하다고 강조할 따름이다. 몸에 좋은 음식을 적당히 먹고, 꾸준히 운동하며, 잘 자는 것이 건강을 위한 최선의 방법인 것이다. 그런데 음식과 운동, 수면 중에서 가장 과소평가 받는 부분이 수면이라 할 수 있다.

건강한 삶을 위한 올바른 수면법이나 잠을 잘 자는 방법에 대한 콘텐츠는 음식이나 운동과 비교했을 때 매우 빈약하다. 사람들은 잠을 많이 자는 것이 게으른 것이라고 생각하며, 잠은 특별한 노력을 하지 않아도 잘 잘 수 있는 것이라 믿는다. 음식과 운동, 수면 중 개선했을 때 가장 효율이 큰 것이 수면이지만, 음식과 운동에 쏟는 관심의 십분의 일도 수면에 쏟지 않는다.

사실 필자도 수면의 가치를 무시하여 불면증에 시달린 경험이 있다. 직장에서 스트레스가 극심해 몸과 마음이 지쳐있을 때, 아무리 오래 누워있어도 잠을 이룰 수 없고 일주일에 두세 번씩 가위에 눌려 일상생활이 불가능한 지경까지 이른 적이 있다. 문제는 상황이 이러함에도 내가 불면증을 겪고 있다는 사실을 외면하고 극복하기 위한 노력을 거의 하지 않았다는 것이다. 베개에 머리만 대면 곯아떨어지던 내가 잠으로 인해 불편함을 겪고, 잠만 푹 잘 수 있다면 소원이 없겠다는 생각을 하게 될 줄은 꿈에도 생각하지 못했다. 이처럼 불면증은 누구에게나, 예고 없이 갑자기 찾아올 수 있다. 하지만 너무 절망할 필요는 없다. 반대로 생각해보면 불면증이 하루아침에 사라지지 말라는 법도 없는 것이니. 책의 본문에서 소개한 방법대로 차근차근 따라가다 보면 수면장애가 개선될 것이라고 확신한다. 책에 소개한 내용대로 필자도 불면증을 극복하였고, 바른수면연구소를 찾은 수많은 사람들이 도움을 받았기 때문이다.

불면증뿐 아니라 수면부족에서 기인하는 여러 가지 문제를 지닌 분들도 책에 수록된 내용을 참고하여 의지를 갖고 개선해나가면 숙면을 취하지 못하여 파생되는 문제들을 하나씩 해결할 수 있을 것이다. 가장 중요한 것은 본인의 의지이다. 수면장애 극복 의지를 갖고 결심하는 순간, 이미 문제 해결의 실마리는 풀리기 시작한 것이나 마찬가지이다.

필자는 건강한 삶과 수면에 대해 연구하는 '바른수면연구소'를 운영하고 있다. 이곳에서 잠 때문에 고민하는 수많은 사람을 만나 일상생활에서 겪는 어려움과 고충을 알게 되었다. 이들은 수면부족 또는 수면장애로 종일 기력이 없거나 삶의 의욕이 오르지 않아 제대로 된 생활을 하지 못하고 있었다. 심한 경우에는 우울증을 앓거나 다른 건강상의 질병을 앓고 있기도 했다. 잠은 인간의 행복과 직결되어 있는 문제라는 것을 생각하게 되었다. 수면장애는 많은 사건 사고와 연결될 수 있기 때문에 이로 인한 사회적 비용과 손실 또한 엄청나다는 것을 알게 되었다.

지금은 근면성이 최우선시 되는 사회가 아니다. 창의성이 중요한 4차 산업혁명 시대에 우리는 수면에 대해 진보된 인식을 갖춰야 할 것이다. 그래야만 건강의 3대 축이라 할 수 있는 음식, 운동, 수면 중에서 가장 과소평가된 수면에 대해 바르게 이해하고 건강한 인생을 살아갈 수 있다. 이 책에서는 사람들이 잊고 사는 수면의 가치를 되새기고, 어떻게 하면 질 좋은 수면으로 건강한 삶을 누릴 수 있는지 그 답을 제시해주고자 한다.

많은 독자가 이 책을 읽고 올바른 수면법을 통해 건강한 삶과 행복을 되찾기를 간절하게 기원한다. 이 책을 집필하는 데 많은 도움을 주신 서울대학교 의과대학 유근영 교수님과 경영대학 박철순 교수님, 서울대병원 수면의학센터 이유진 교수님, 바른수면연구소를 찾아주신 분들을 비롯한 수많은 분들께 이 자리를 빌려 감사의 뜻을 전한다. 마지막으로 이 책을 읽어준 독자 여러분께 진심으로 감사의 인사를 드린다.

2018년 7월

바른수면연구소 서진원 소장

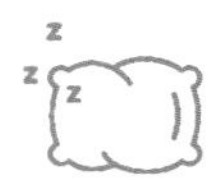

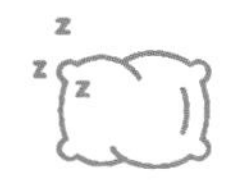

3부 • 당신의 수면부채를 해결해 드립니다

4부 · 내 잠자리 환경은 몇 점일까?

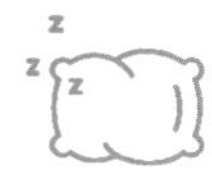

5부 • 인생을 바꾼 바른 수면 이야기

1부

수면의 가치를 외면하는 사회

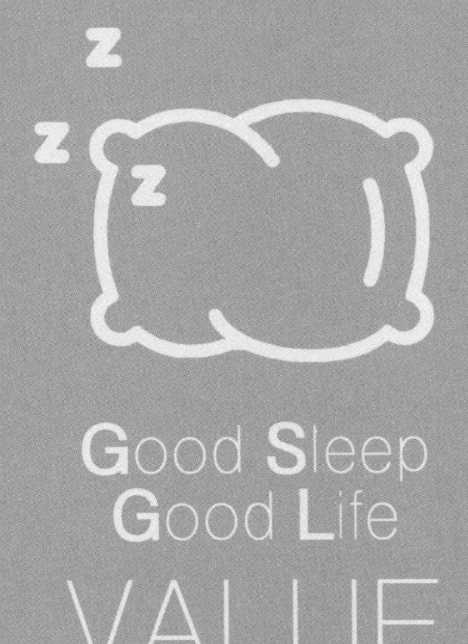

Good Sleep
Good Life
VALUE

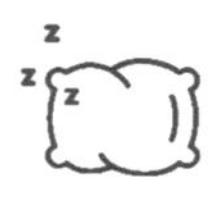

호모 나이트쿠스의 탄생

서울의 밤은 뜨겁다. 서울의 젊은 심장 강남과 홍대의 밤 문화가 아니더라도, 불야성을 이루는 각종 광고 불빛에 서울은 잠들지 못한다. 그곳에는 24시간 편의점이 있고 클럽이 있고 게임방이 있고 포장마차와 야식집이 있다. 어릴 적부터 이런 밤 풍경에 너무도 익숙하게 길들여진 우리는 놀이공원 야간개장을 손꼽아 기다리고, 야간자율학습을 하고, 늦도록 학원에 다니고, 직장에서 야근하는 것을 당연하게 생각한다. 낮보다 환한 도시의 밤을 더 친숙하게 느끼며 살고 있는 것이다. 때문에 세상 어느 곳보다 올빼미족이 많은 도시가 서울이다. 물론 대한민국 어느 도시라고 다를 리 있겠는가. 대도시의 밤 풍경은 이미 오래전에 생활화되었고, 그로 인하여 성장한 경제적 가치와 교육적 수준은 부정할 수 없다. 오늘도 부산 광복동 심야극장은 붐빌 것이고, 대구 동성로 뒷골목에선 야근족들의 회식이 있을 것이고, 노량진 학원가는 학생들로 북적댈 것이다. 24시간 찜질방과 사우나 또한 전국 어디서나 잠들지 않고 불을 밝힐 것이니, 그야말로 우리의 밤은 낮보다 환한 것이 사실이다. 이 모든 풍경을 보지 않아도 불 보듯 환히 아는 우리는 잠들지 않는 도시의 밤을 즐기는 이들, 이런 우리를 가리켜 '호모 나이트쿠스Homo nightcus'라 부른다.

'밤night'과 인간이라는 의미의 접미사 '-cus'가 결합한 호모 나이트쿠스, 직립보행의 호모 에렉투스는 어느새 밤을 즐기는 호모 나이트쿠스가 되었다. 두 발로 걷게 된 인간이 성취한 진보의 역사를 생각할 때, 밤을 개척하는 호모 나이트쿠스 역시 어쩌면 인간 진보의 일면일지도 모르겠다. 다만 오늘을 사는 우리로서는 달과 화성 등을 탐사하며 공간 확장에 골몰하던 인간이 밤이라는 시간마저 장악해 간다는 거대한 변화보다는 당장 잠들지 못하는 오늘 밤의 불면이 훨씬 생생한 법이다. 인간진보의 역사란 시공간의 확장이 아니라, 더 먼 우주 진출을 꿈꿔왔던 인류가 자기 자신의 수면시간마저 갉아먹으며 문명이라는 이름을 일궈왔던 것이다. 그 결과 호모 나이트쿠스라는 신조어가 생길 만큼 우리는 수면시간 단축이라는 환경에 지속적으로 노출되어 왔다. 문제는 여기서 발생한다. 문명이라는 이름이 찬란한 만큼, 도시라는 공간이 매혹적인 만큼, 우리의 잠을 방해하는 것들은 번성해 갔고, 숙면의 즐거움은 사라져만 갔다. 하지만 우리는 적응할 따름이었다. 빛 공해에 시달리는 불면의 밤을 우리는 다만 감내해 왔을 뿐이다. 우리의 밤은 당신의 낮보다 아름답다는 주문을 읊조리면서.

사실 우리 불면의 역사는 깊다. 이를테면 도시 공간의 확장과 함께 불면의 역사는 시작되었다. 과거 농경사회에서 밤은 천지사방이 깜깜한 바로 그 어둠을 의미했다. 밤을 뜻하는 오경五更이라는 개념 자체가 해가 졌다가 다시 해가 뜰 때까지를 다섯 등분한 것이다. 그러니 해가 지고 나면 모든 것이 어둠 속에 잠기던 시대에는 아마도 우리는 충분히 숙면할 수 있었을 것이다. 그러나 온전한 어둠뿐이던 밤이 별처럼 빛나며 등장한 도시의 불빛들은 그 아름다움만큼이나 우리의 수면을 방해해왔다. 그리고 오랜 세월 우리에게 누적되면서 도시의 불빛은 이제 저마다의 수면장애로 또는 불면으로 나타나는 중이다. 그런데도 우리는 자신의 증상을 대수롭잖게 여기거나 방치한 채로 하루하루를 이어가고 있지 않은가.

실제로 매일 밤 우리는 자다가 깨기를 반복하고, 또는 무수한 밤 잠들지 못해 힘겨워한다. 그 고통은 쌓여만 가는데 우리는 속수무책인 채로 마땅히 해결할 방법을 찾지 못했다. 어쩌면 그래서였을 것이다. 잠자는 것이 이토록 고통스럽다면 차라리 잠들지 못하는 밤을 실컷 즐기자는 역발상을 하게 된 것, 이른바 호모 나이트쿠스의 탄생이다.

하지만 현실은 훨씬 가혹하다. 국립국어원에서 호모 나이트쿠스를 공식화한다고 내 수면장애가 해결되는 것은 아니다. 오히려 밤도깨비 여행상품이 등장하는 등 올빼미족을 노리는 시장이 확장될수록 나의 수면부족과 수면장애는 가벼이 취급당해 왔다. '뭐가 문제야. 밤을 즐겨!'라는 식이다. 그렇게 상황은 악화되어 왔으니 호모 나이트쿠스에게 열광하는 도시의 이면에 자고 싶으나 잠들지 못하는 고통이 누적되고 있었다. 건강이 망가지는 건 자명한 일이다. 결국에는 삶을 망가뜨리는 이 수면장애를 언제까지 이대로 방치해둘 수는 없음이다.

우리는 이미 충분히 위험하다. 잠 때문에 겪는 불편과 고통은 너무도 생생하고 계속해서 반복되고 있지만 어쩌자고 이 지경이 될 때까지 방치했던가. 이제 위험수위에 다다른 우리의 수면문제를 해결하기 위해서 뭐라도 하지 않을 수 없다. 상황이 꼬였다 생각될 때 할 수 있는 최선은 기본부터 되짚어보는 것이다. 돌이켜보면 시작은 수면에 대한 잘못된 인식 때문이었다. 잠을 얕보는 인식이야말로 이 모든 사태의 주범임이 분명하다.

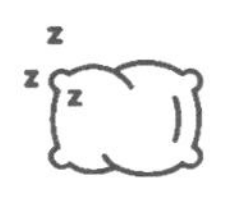

4당5락의 진실

대한민국에서 성공에 대한 집착만큼 압도적인 것은 없었다. 남과 북이 갈라지고 전쟁까지 겪은 이 좁은 땅덩어리에서 살아남기 위해서 우리는 무조건 성공해야 했다. 성공은 생존의 또 다른 이름이었다. 그렇게 성공하기 위해 우리가 치른 대가는 만만치 않았으니 수면부족 역시 성공하기 위해 우리가 감당해야 했던 몫이었다. 덕분에 우리는 '4당5락'이라는 말이 너무도 익숙하다. 대학입시를 겪은 누구나 듣고 자랐고 성공을 꿈꾸는 사람이라면 반드시 통과해야 할 관문처럼 도전에 나서기도 했던 출처 불문의 4당5락. 어디서 유래한 것인지 언제부터 전해져 오는지 알 수 없으나, 수많은 수험생에게 고시생들에게 그 어떤 족보보다 신뢰를 받았다. 4시간 자면 붙고 5

시간 자면 떨어진다는데, 과연 그러한가? 실상은 전혀 그렇지 않다.

잠자는 동안에도 진행되는 두뇌활동에 대해선 많은 연구가 진행되고 있다. 특히 잠은 학습능력과 직결된다고 한다. 수면 중에 두뇌는 이전에 배운 내용을 기억으로 다져 나중에 잘 상기할 수 있도록 역할을 하는 것이다. 즉 우리가 무언가를 정리할 때, 같은 카테고리끼리 정리하듯이 뇌 속에서도 그날 학습한 내용을 카테고리에 맞게 분류하고 정리하는 작업을 한다. 그런데 수면을 줄일 경우 학습한 내용을 정리하는 시간이 부족하여 이해력이나 암기력이 떨어지게 된다. 뇌의 해마라고 하는 기억형성과 연결 기능을 하는 부위가 심각한 영향을 받는 것이다. 따라서 입시에서 좋은 결과를 얻고 싶다면 오히려 자는 시간을 늘려야 마땅하다.

이와 관련하여 아주 흥미로운 연구결과가 발표되었다. 잠을 자는 동안에 새로운 기억을 형성하고 기억들을 연결하는 것으로 알려진 두뇌는 우리가 생각한 것보다 훨씬 많은 활동을 한다는 것이다. 2014년 생물학회지 The Joural Current Biology에 게재된 연구결과에 따르면 수면 중 두뇌는 복잡한 자극을 처리하며 그를 바탕으로 의사결정을 내린다고 한다.[1)]

1) 워싱턴 포스트 'How your brain actually makes decisions while you sleep' By Thomas Andrillon and Sid Kouider.(September 17th, 2014)

실험은 어두운 방에서 진행되었다. 연구팀은 실험 참가자에게 일정 단어를 듣고 그 종류를 구분하게 했다. 즉 동물인지 사물인지 판별하게 하고, 그 단어가 말이 되는 단어인지 아무 의미 없는 음성인지를 결정해 왼손이나 오른손 버튼을 누르게 했다. 단순반복 실험에 익숙해진 참가자에게 잠이 들 때까지 계속하게 했다. 그리고 잠이 든 후 새로운 단어를 들려주었는데, 잠에 빠진 참가자는 손가락으로 버튼 누르기를 중단했으나 뇌는 반응을 했다고 한다. 참가자 머리에 뇌파검사 전자장치를 부착해 뇌의 각성상태를 관찰한 결과, 깨어 있는 상태에서 좌우를 구별할 때 보이던 두뇌활동이 잠든 후에도 똑같이 반복된 것이다. 즉 잠이 든 동안에도 뇌는 들리는 단어에 관해 판단을 내린다는 것이다.

실험 결과는 명백하다. 자는 동안에도 우리 뇌는 정보를 분류 저장하는 기능을 하는 것뿐만 아니라, 수면 중에도 상황에 반응하며 판단을 지속한다는 것이다. 놀라운 일이 아닐 수 없다. 육체의 휴식을 위한 수면이 두뇌를 활성화시키는 역할까지 한다는 것은 분명 일석이조임에 틀림없다. 흔히 머리를 많이 쓰고 난 다음 그만 쉬고 싶다고 하는 일반 상식에 반하는 결론이기도 하다. 잘 수록 머리가 좋아진다는 역설이 갈수록 힘을 얻고 있는 것이다. 단적으로 캘리포니아 버클리 대학 워커 박사는 잠을 자지 않으면 지식습득 능력이 40%나 감소할 수 있다고 주장하기도 했다.

따라서 당신이 만약 수험생이라면 차라리 충분히 잠을 자라. 애먼 수면 탓하지 말고 깨어있는 시간을 효과적으로 활용할 방법을 찾아라. 실제로 수험생의 순수 공부시간을 스톱워치로 엄격하게 재보면 상위권의 성실한 학생이 보통 8시간 정도라 한다. 성적하락의 진짜 범인은 인터넷 서핑, 의미 없는 잡담, 스마트폰, TV를 비롯한 집중력 분산임을 우리 모두 아는 바이다. 잠을 1시간 줄이고 공부하겠다는 다짐을 하기보다 잠은 푹 자되 깨어있는 시간에 집중하라. 수면시간에 집착할 경우 정신이 몽롱한 상태로 학습효율이 오르지 않을 뿐만 아니라, 몸은 축나고 성적은 오르지 않는 상황을 맞이하게 될 수 있다. 요는 4당5락이라는 말은 더 이상 유효하지 않다는 것이다. 오히려 5시간 자면 붙고 4시간 자면 떨어진다는 5당4락이 더 맞는 말이다. 확실히 세대가 변해 요즘은 4당5락의 허구성을 알아서인지, 혹은 예전과는 다른 방식으로 입시가 치열해져서인지 4당5락을 예전만큼 숭배하지는 않는다. 어떤 영향이든 결과적으로 충분한 수면이 학습능력을 향상시킨다는 것을 경험적으로 알게 된 이들이 서서히 늘어간다는 것은 다행이라 할 수 있다.

그런데도 수면의 가치를 폄하하는 사회 분위기는 여전하다. 성공에 대한 집착이 개발시대에는 생존의 문제였다면 이제는 욕망의 성취로 탈바꿈했을 뿐이다. 오늘도 우리는 성공하기 위해 잠을 줄이는 시도를 서슴지 않는다. 게다가 우리는 지금 수면부족을 미화하는 데 조금의 망설임도 없다.

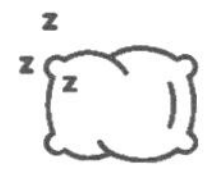

어제 3시간밖에 못 자고 일했어요

부지런함이 미덕이었던 시대에 게으름은 부끄러운 일이었다. 부지런함이 찬양받는 만큼 게으름은 지탄받아 왔기 때문에 많은 사람의 경우 늘 잠이 부족했다. 잠이 많은 건 게으르다는 의미이므로 우리는 어쨌거나 잠 없는 사람이어야 했다. 대부분 이들은 실제로 잠이 부족했으나 어떤 이들은 잠 없는 사람인 척 자신을 포장하기도 했다. 저마다 퀭한 얼굴로 잠을 못 잤다며 자신의 부지런함을 과시하는데, 혼자만 잠을 푹 잤다고 말하는 건 게으른 사람이라는 자기 고백과 마찬가지이기 때문이다. 개발시대에 우리는 그렇게 자발적으로 잠을 양보하거나 혹은 어쩔 수 없이 잠을 양보당하며 열심히 살아왔거나 가까스로 버텨왔다.

잠 많은 이를 게으르게 보는 인식은 개발시대의 산물만은 아니다. 잠꾸러기, 잠보 등 잠을 은근히 경시하는 단어가 생성된 그즈음, 아마도 오래전 농경 사회로부터 비롯되었을 것이다. 인간의 노동력만큼 값진 것이 없었던 시대에는 해 뜨면 나가 일하고 해가 지면 들어와 자야만 다음 날 또 노동할 수 있으니 모두가 아침형 인간이어야 했다. 해가 중천에 떴는데도 침상에 누워 있는 이는 쓸모없는 인간일 수밖에 없었을 것이다. 육체노동을 하지 않고 실내에서 책이나 읽어대던 선비조차 잠보라면 인간실격 사유에 해당했을 것이다. 이 시절은 그럴 만하다. 부지런함이 최고의 가치였고 육체노동으로 삶을 지탱하던 때였으므로 잠 많은 이를 게으르다 괄시하는 것 또한 이해되는 바이다.

하지만 지금은 디지털 시대이다. 그런데도 우리는 여전히 자랑처럼 말하곤 한다.

"어제 3시간밖에 못 자고 일했어요."

농경 시대 혹은 개발 시대였다면 자신의 부지런함을 과시하는 것으로 기능했을 이 고백은 오늘과 같은 디지털 시대에는 자기 무지함을 폭로하는 것이 될 수 있다. 이 말은 곧 수면 중 작용하는 두뇌의 창조적 기능에 대해 아는 것이 없다는 고백이기도 하다. 버클리대학의 2007년 연구에 의하면 수면은 창의성을 향상시키는 좋은 도구가 될 수 있다고 한다. 즉 수면 중 두뇌는 '전혀 무관해 보이는 것들을 연결하거나 특이한 연결을 가능하게 해준다'라는 것이다. 아침에 일어나 '아하!'하는 깨달음을 얻는 경우가 이에 해당한다. 잠에서 깨는 순간 아주 무관해 보이는 개념 사이의 연관성을 깨달을 가능성이 33%나 더 높다고 한다.[2)]

그러니 당신이 창조적인 일에 종사한다면 특히 충분히 자고 일어나라. 아이디어가 떠오르지 않거나 진행 중인 일이 답보상태일 때 기꺼이 잠을 청하라. 때로는 잠만이 일을 진척시키는 유일한 가능성일 수 있다. 말도 안 되는 소리이지만, 인류는 그렇게 말도 안 되는 방식으로도 진화해 왔지 않은가. 물론 우리 모두가 창조적인 일에 종사하는 것은 아니다. 특히 당신이 일에 치여 사는 직장인이라면 "어제 3시간밖에 못 자고 일했어요."라는 푸념이라고 항변하고 싶을 것이다. 그럴 수 있다. 그러나 억울하겠지만 설사 그렇다 하더라도 당신은 저런 말을 삼가야 한다. 어쨌거나 '저는 몽롱한 상태로 엉망진창으로 일하고 있다'라는 고백일 수밖에 없다.

그런데 3시간밖에 자지 못하고 일했다는 말은 그것이 자기과시이거나 푸념이거나 그 의도보다 더 중요한 것이 있다. 의도와는 무관하게 수면의 가치를 경시하는 사회 분위기를 심화하는 쪽으로 기능한다는 점이다. 뿐만 아니라 3시간만 자고 일하는 게 마치 당연하다는 분위기마저 조성한다. 가령 회사에서 보고서 때문에 3시간밖

---

2) 허핑턴 포스트 '수면 중 일어나는 놀라운 두뇌활동 5가지' By Carolyn Gregoire(2014)

에 못 잤다며 은근 잘난 척하는 상사나 프로젝트 제안으로 밤을 꼴딱 새웠다는 컨설턴트 등을 우리는 특별히 대접하곤 한다. 하루 3시간 자고 내리는 의사결정이 과연 온전할 수 있을지 의문이지만 누구도 이에 대해선 문제제기를 하지 않는다. 잠 안 자고 무언가를 했다고 하면 뭔가 대단한 일을 한 냥 생각하는 문화, 더 나아가서는 잠을 적게 자고 일했다고 하면 칭찬하고 이를 장려하는 사회, 이 모든 것이 만성적인 수면부족을 부추기고 있다. 우리는 모두 공범인 것이다. 그러니 지금부터라도 어제 잠을 잘 잤더니 아이디어가 떠오른다거나, 잘 잤더니 일이 쑥쑥 진행된다는 말을 입버릇처럼 내뱉을 때이다. 그렇게 시작하자. 그렇지 않으면 우리가 상상하는 이상의 것에 직면하게 될지도 모른다. 이른바 잠으로부터의 역습이다.

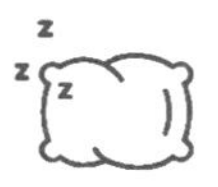

수면부족이 부른 재앙

고속도로를 100km로 질주하던 관광버스가 앞서가던 승용차를 그대로 받아버리는 사고가 발생한다. 영화 속 장면이 아니다. 관광버스는 첫 번째 충돌 이후에도 멈추지 못하고 연이어 서행 중이던 승용차 4대까지 추돌해 버린다. 2016년 봉평터널 입구 5중 추돌사고 후 공개된 블랙박스 영상이다. 사고결과는 참혹했다. 승용차는 종잇장처럼 구겨졌고, 버스에 타고 있던 20대 여성 4명이 숨지고, 37명이 다치는 대형사고가 발생했다. 버스에서 쪽잠을 잤다는 운전기사는 수면부족으로 몽롱한 상태에서 운전했다고 진술했다. 승객을 태운 대형버스를 어떻게 그렇게 위험한 상태로 운전할 수 있었던 것인지 이해하기 어려웠다.

블랙박스 영상을 통해 처참한 교통사고를 목격한 사람들은 너나 없이 남의 일이 아니라 내 일이 될 수도 있을 것이라 생각할 것이다. 자동차가 생활화된 사회에서 사고는 일상처럼 빈번하게 일어날 수 있기 때문이다. 정부는 '사업용 차량 교통안전 강화대책'을 발표하는 등 제도적 장치를 강구하는 정도의 대책을 내놓았지만, 그 이전에 운전자를 위협하는 근본 원인이 무엇인지 짚고 넘어갈 필요가 있다.

문제는 수면부족에 대한 안일한 인식이다. 졸음운전은 음주운전만큼 위험하기 짝이 없다. 아니 법의 사각지대에 놓여있다는 점에서 음주운전보다 훨씬 위험하다. 음주운전에 대해서는 법적 제재가 있지만 졸음운전은 아무런 제재가 없다. 때문에 우리는 무방비상태로 졸음 운전자를 만날 확률이 음주 운전자를 만날 확률보다 높다. 생각해보면 소름 끼치는 상황이다. 졸음운전이 음주운전보다 위험하다는 인식이야말로 대형 참사를 막을 수 있는 첫걸음이다.

수면부족이 부른 재앙이 어디 이뿐인가. 원자력에 대한 경각심 때문에 재조명되고 있는 1986년 체르노빌 원자력발전사고도 일부 보도에 의하면 수면부족 때문이라고 한다. 전문가들은 원자력발전소의 구조적 결함이 결정적 원인이라고 진단했으나 과도한 업무로 인한 작업원들의 수면부족에 따른 주의력 저하가 부른 참사라는 것이다.

남의 얘기가 아니다. 잠을 아껴서 공부하고, 잠을 아껴서 돈 벌고,

잠을 아껴서 성과를 쌓고 그렇게 살아온 우리다. 때문에 만성 수면부족에 시달리며 각종 수면장애를 앓고 있으며, 날로 심각해지는 불면증으로 괴롭다. 그런데도 어디 가서 호소하지 못한다. 수면부족은 다들 그렇게 열심히 사는 증거라 여겨지고, 수면장애는 누구나 겪는 불편함일 뿐이고, 불면증은 예민한 성격 탓으로 돌려지기 십상이다. 삶의 질을 높여야 한다면서 당장 내 삶의 질을 떨어뜨리는 주범인 수면부족에 대해선 언급하지 않는다. 눈 가리고 아옹인 격이다. 수면부족으로 인한 대형 참사가 얼마나 더 재현되어야만 그 위험성을 절감할 것인가.

우리는 이미 일상생활을 방해하는 수준의 수면부족을 크든 작든 겪고 있다. 잠을 설친 어떤 날은 머리가 맑지 않은 수준이지만, 그런 날이 지속되면 기억력이 감퇴하여 알츠하이머를 불러오게 되는 것이다. 지나친 비약이 아니다. 집중력과 기억력 저하를 유발해 학습능력을 떨어뜨리고 업무장애를 낳기도 하는 수면부족은 종국에는 대처능력을 떨어뜨려 단순 교통사고도 대형사고가 되는 빈도를 높인다는 것이다. 전문가들은 수면부족은 건강에도 악영향을 끼쳐 비만 당뇨병 심장질환 우울증 발생률을 높인다고 경고했다. 국민건강보험공단에 따르면 수면장애로 인한 건강보험 진료비 지출이 2012년 대비 2014년에 28.9% 증가했다고 한다. 수면무호흡증과 불면증 등으로 잠을 제대로 자지 못하는 수면장애 환자가 급격히 증가세를 보이고 있는 것이다.

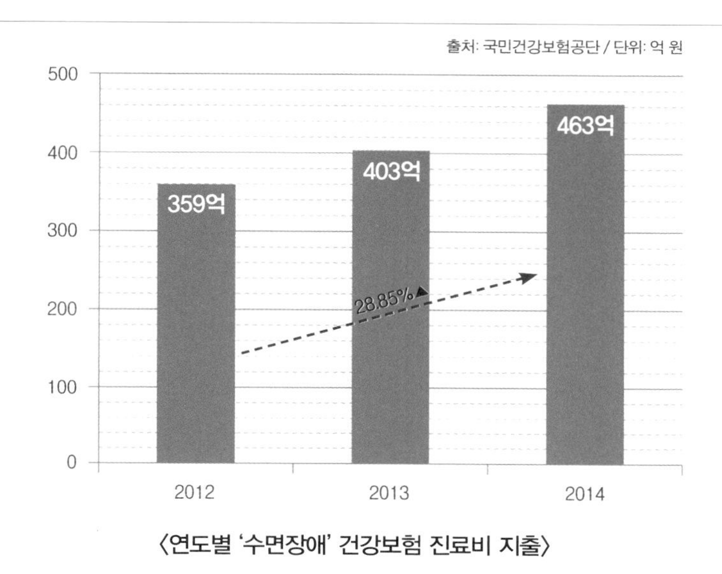

〈연도별 '수면장애' 건강보험 진료비 지출〉

100세까지 건강하게 살고자 건강보조식품을 먹으면서도 바쁘다는 핑계로 잠을 설치고 있다면 다른 모든 것을 제쳐두고 일단 좀 푹 자자. 혹시 당신이 수면장애를 앓고 있다면, 지금 당장 전문가를 찾아라. 그것이야말로 백세건강의 첩경이다.

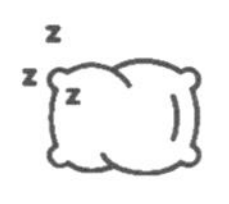

잠에 대한 집단 인지 부조화

'지금 잠들면 꿈을 꾸지만 지금 잠을 이기면 꿈을 이룬다' 라임까지 들어맞는 멋진 문구이지만, 수면에 대한 왜곡된 인식을 제대로 드러내고 있다. 자신의 못다 이룬 꿈을 온전히 잠 탓으로 돌리는 무의식이 반영된 문장이기도 하다. 꿈을 이루지 못하는 이유에는 수만 가지가 있을 것이다. 그리고 대부분의 사람은 사실 꿈을 이루지 못하고 산다. 꿈이라는 게 원래 그렇다. 현실보다 높은 것 능력 이상의 것을 함축하고 있는 것이기에 우리는 꿈을 꾸고, 드물게 꿈을 이루기도 한다.

'지금 잠들면 꿈을 꾸지만 지금 잠을 이기면 꿈을 이룬다'가 일견 틀린 말도 아닌데 왜 시비인가 싶은가? 왜냐면 이런 식으로 누명을 뒤집어쓴 게 수면이기 때문이다. 저 문구의 말뜻을 가만히 되새겨 보면 '오늘보다 나은 내일을 위해 노력하라'라는 말을 좀 그럴듯하게 꾸민 문장일 것이다. 하필 이루고 싶은 꿈이 잠잘 때 꾸는 꿈과 동일해 라임이 딱 떨어진 맛깔스러운 표현으로 애용되어 왔다. 그런데 우리의 잘못된 인식은 대부분 이런 식으로 형성되어 왔다. 말장난과 같은 사사로운 표현에 숨은 편견이 얼마나 무서운지 아는 까닭에 저 문구에 들어있는 수면에 대한 오해를 지적하게 된다.

먼저 자신이 이루지 못한 꿈을 온전히 수면 탓으로 돌리는 점이다. 여기에는 잠을 적게 자야 성공한다는, 이를테면 '4당5락'과 같은 오해가 녹아 있다. 앞에서 언급한 대로 성공은 수면시간의 문제가 아니며, '깨어 있는 시간에 얼마나 집중하는가'의 문제이다. 보다 근본적으로 성공과 실패를 가르는 지점은 잠이 아니다. 그런데도 수면은 그동안 이런 식의 오해를 수없이 받아 왔다. 잠 때문에 시험을 망쳤고, 잠이 많아 성공하지 못했고, 잠을 못 자 정신이 없고, 잠이 부족해 사고가 났다고 흔히 말한다. 그 외에도 무수하게 잠 때문이라는 핑계를 대며 자신을 합리화해 왔던 우리는 사실 알고 있다.

사실 잠만큼 만만한 게 없다. 상황이 꼬이거나 일에 실패했을 때 자기 책임을 교묘하게 면하면서 어쩌면 타인의 동정을 구할 수 있는 좋은 핑곗거리이다. 굳이 수면장애를 앓는다거나, 불면증 때문에 고통스럽다고 하소연하지 않아도, 잠을 설쳐서 그렇다는 변명만큼 무난한 게 없다. '상황이 이렇게 된 건 내 탓이 아니야, 어쩔 수 없었어'라는 뜻을 품고 있는 책임을 회피하면서도 우리는 스스로 비겁한 줄도 모른다. 그만큼 우리 사회의 수면에 대한 인식은 심하게 왜곡되어 있다. 만성수면부족에 허덕이면서도 불면증이나 수면장애를 대수롭지 않게 여기는 사회 분위기가 역으로 수면으로 인한 잘못을 용인해 주는 것이다. 우리가 공감해야 하는 건 잠을 핑계 대는 어설픈 자기합리화가 아니다. 말도 안 되는 상황조차 핑곗거리로 동원될 만큼 우리 수면에 심각한 문제가 있다는 상황인식이며 그렇기에 하루빨리 건강한 수면을 확보해야 한다는 시급성이다.

그럼에도 우리는 잠을 그저 핑계를 대기 위한 수단으로 사용할 뿐, 잠의 가치를 긍정하지 않는다. 왜 이런 일이 일어나는가? 일종의 집단 인지 부조화는 아닐까. 잠의 중요성을 잘 알고 있지만, 수면의 가치를 외면하는 사회 분위기로 인해 수면의 가치를 제대로 깨닫지 못하는 것이다. 잠에 대한 필요성을 느끼면서도 합리적인 결론보다는 부조리하더라도 '어쩔 수 없었다'라는 핑계에 기대는 것, 이것이 바로 인지 부조화이다. 이러한 상황을 이용하는 영악한 이는 어디나 있기 마련이다. 어떤 상황에서든 변명 개발에 전력을 다하는 이에게 오랫동안 오해당하고 누명을 뒤집어쓴 수면만 한 핑곗거리가 없다. 한마디로 제대로 호구인 셈이다. 그러니 이제라도 잠의 누명을 벗겨주기 위해 수면전도사를 자처한 필자가 몸소 나서지 않을 수 없다.

특히 잠에 덧씌워진 누명을 벗기기 위해 아주 열성적으로 변호할 작정이다.

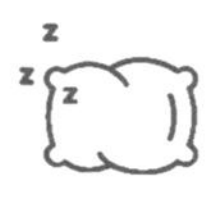

잠은 적군이 아닌 아군이다

한국 사회에서 술을 잘 마신다는 것은 대단한 자랑거리로 받아들여졌다. 다들 자신이 전날 얼마나 술을 많이 마셨는지 훈장처럼 이야기하고, 주량을 서로 물어보며 누가 술이 세고 누가 술이 약한지 갑론을박하곤 했다. 술 먹고 한 실수나 술자리에서 있었던 주사에 대해 한없이 관대하고 너그러웠다. 그러나 요새는 달라졌다. 누가 아침에 술 냄새를 풍기거나 전날 술을 얼마나 많이 마셨는지 자랑하면 자기관리 못하는 사람으로 인식된다. 주량을 자랑하면 얼마나 자랑할 거리가 없으면 술 자랑하냐며 한심해하고, 술 먹고 한 실수에 대해 이야기하면 자기 하나 컨트롤 못하는 미성숙한 성인으로 본다. 술에 대한 인식이 변한 것이다. 아마 수면에 있어서도 이와 같은 인식 변화가 올 것이다.

하지만 아직은 멀었다. 수면에 대한 왜곡되고도 안일한 인식이 문제의 발단이라는 현실 인식 없이 근본적인 변화는 요원할 것이다. 실제로 술에 대한 인식이 변화했음에도 불구하고 아직도 술 먹고 발생한 사고에 대해서는 단순 실수로 판단하는 경향이 남아 있고 법률 시행에 있어서도 그러하다. 술에 대한 인식변화에 그 많은 세월이 걸렸음을 상기하면 이제 걸음마 수준인 수면에 대한 인식 변화에 또 얼마나 많은 세월을 바쳐야 하나 싶다. 하지만 희망을 품고 기다릴 필요가 있다. 잠을 천덕꾸러기 취급했던 우리가 잠을 가족처럼 귀히 여기고 소중히 대우해주는 날이 올 것이다. 그러기 위해서는 일단 잠을 우리 편으로 생각해야 한다.

우리는 그동안 지나치게 잠을 박대해왔다. 음식과 운동에는 그렇게 많은 에너지와 정성을 쏟으면서 잠은 특별한 노력 없이 누구나 쉽게 잘 수 있는 것이라 생각했다. 그야말로 편견에 불과하다. 특히 오늘날과 같이 잠을 방해하는 환경에서 누우면 바로 잠드는 이야말로 오복을 합체한 복을 타고난 이라 할 수 있다. 그만큼 잘 자는 것이 중요한 시대이고, 잘 자는 것이 어려운 때이며, 잘 자지 못하는 이가 많은 환경이다. 그런데도 우리는 우리의 이런 현실을 여전히 심각하게 인식하지 못한다. 수면에 대한 심각성이나 그 중요성을 막연히 느끼면서도 오래 누적된 수면경시 풍조에서 쉽사리 빠져나오지 못하는 것이다.

백세시대 건강습관 가운데 가장 과소평가 된 영역이 수면인 까닭도 그렇다. 건강하게 살기 위해서 영양제를 먹고, 체육관을 등록하고 갖가지 노력을 하면서도 우리는 잊고 있다. 건강을 위한 가장 쉽고 효과적인 방법은 '수면시간을 확보'하는 것이다. 건강습관은 유행에도 민감하여 비타민C, 오메가3와 같은 각종 건강보조제 섭취붐을 만들기도 한다. 돈이 없어도 누구나 할 수 있는 수면시간 확보는 등한시한 채 지나치게 시류에 휩쓸리는 것이다. 수면시간 확보라는 가장 쉬운 것을 외면하는 어리석음은 가족의 소중함을 모르고 남에게 잘하다가 뒤통수 맞는 격에 해당한다. 늦게나마 가정이 최고라는 깨달음이 든 탕아처럼 잠이 최고라는 각성을 하루라도 빨리하기를 바랄 따름이다. 그리하여 다시 강조하면, 잠만큼이나 든든한 우방이 어디 있던가. 잠만큼이나 충실한 아군이 어디 있던가. 잠만큼이나 믿음직한 벗이 어디 있던가. 그러니 잠이 대우받는 날은 반드시 올 것이다. 잠이 곧 건강이고 사랑이라는 것을 깨닫고 가족과 이웃을 챙기는 수면문화로 자리 잡을 것이라 확신한다.

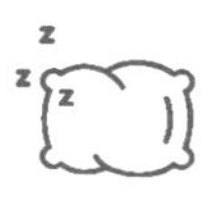

인공지능시대 수면의 가치

잠이 보약이라는 말은 어떻게 유래한 것일까? 《동의보감東醫寶鑑》〈잡병편雜病篇〉의 식료치병문食料治病文을 보면 '사람의 몸을 다스리는 이는 먼저 병의 근원을 깨닫고 어디가 침범되었는가를 알고 음식물로 이를 치료하여 식이요법으로 병이 낫지 않을 때에 약을 사용하도록 한다'라고 되어 있다. 즉 약물을 쓰기에 앞서 음식물로 병을 다스리라는 말인데, 밥이 보약이라는 말은 여기서 유래한 것으로 보인다.

잠이 보약이라는 말 역시 이로부터 파생된 것으로 유추되는데, 그 통찰이 놀라울 따름이다. 잠이 보약이라고 간단명료하게 수면의 가치를 인정했던 것에 비해 우리는 언제부터 잠의 가치를 외면하게 된 것일까? 전국 방방곡곡 '잘살아 보세'가 울리던 그즈음이지 않을까 생각해 본다. 어쨌든 그런 부지런함과 어쩌면 그악스럽기조차 했던 근면성 덕분에 웬만큼 살게 되었다.

신체적으로 열등한 인류가 생태계 최상위권 자가 될 수 있었던 건 환경에 적응하는 그 탁월한 능력 덕분이다. 진화란 결국 카멜레온 같은 변신능력의 결정체라고 할 때, 적응하고 변하는 자만이 살아남는다. 시대가 바뀌었으니, 바뀐 시대에 적응하는 능력만이 살아남을 것이다. 알파고로 상징되는 인공지능의 시대, 인간의 노동력은 더 이상 전 세기만큼 가치 있지 못하다. 인공지능 로봇이 육체노동은 물론이고 슈퍼컴퓨터가 인간의 고유한 영역인 정신노동까지 대신해 줄 것이다. 인간보다 훨씬 효율적이고, 월등하게 유능한 존재의 등장으로 많은 이들은 인공지능에 일자리를 빼앗길 것이라 우려를 한다. 아마도 그럴 것이다. 그때 인간에게 남는 것은 무엇일까. 충분한 여가 시간은 다른 의미의 자기계발이 될 수 있을까?

역발상이 필요한 때이다. 현재 우리가 누리고 사는 모든 문명은 불과 얼마 전까지만 해도 꿈에서조차 상상해보지 못한 것들이 많다. 세상이 그만큼 쉽고 빠르게 변하고 있다는 증거이다. 우리는 인공지능 시대를 살아가면서 이전과는 다른, 생각지 못한 문제와 마주하게 될 것이다. 그러나 그 문제들을 현명하게 대처하고, 얼마나 슬기롭게 해결하는지에 따라 우리의 삶의 모습은 크게 뒤바뀔 것이다.

창의성은 문제의 상황을 현명하게 대처할 수 있도록 하고, 창의적인 생각으로 문제를 해결할 수 있도록 한다. 그러기에 사람들은 창의적인 사람이 되기를 꿈꾼다. 더욱이 고정관념과 가치가 무너지는 인공지능 시대에 창의성은 꼭 필요한 덕목이 아닐 수 없다. 생존 때문에 욕망 때문에 기꺼이 잠을 양보해왔지만, 이제는 자격증을 따고 외국어를 학습하는 전통적인 의미의 자기계발이 아닌 다른 차원의 준비가 필요하다.

변화하는 것들 속에서 잠에 대한 인식은 오래도록 변하지 않고 있다. 수많은 발전 속에서 우리는 더 오래 살게 되었고 더 많은 풍요와 문명을 누리게 되었지만, 인간의 삶의 한 부분인 잠에 대한 인식만큼은 항상 제자리걸음이다. 왜 좋은 잠을 자기 위해 노력해야 하는지, 더 좋은 환경에서 더 깊고 포근한 잠이 우리 삶에 얼마나 긍정적인 영향을 주는지, 수면의 가치에 대한 제대로 된 고민이 필요하다. 이제, 잠의 혁명을 시작할 때이다.

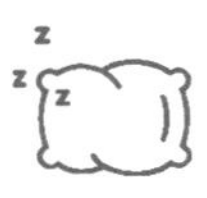

이제는 먹방이 아닌 잠방이다

대한민국은 지금 '먹방 열풍'이다. 개인 미디어 시대를 맞이하여 누군가 인터넷에서 먹는 방송을 시작했고, 그 작은 시도는 놀라운 변화를 불러왔다. 폭식에 가까운 식사 장면을 시청하는 이가 얼마나 있을까 싶고, 그런 방송을 하는 이유조차 납득할 수 없었다. 그러나 얼마 뒤, 인터넷 방송 이용자들은 그 방송에 열광했고, 시청률은 놀라운 반전을 보였다. 그렇게 먹방 열풍이 시작되었다.

한국을 방문한 외국인이 이른바 '엄지 척' 감탄하는 것 중 하나가 배달문화다. 인건비가 비싼 나라에서는 감히 꿈도 꿀 수 없는 배달문화에 야식문화까지, 심심한 땅에서 나고 자란 이들을 매혹시킬 투성이인 다이나믹 코리아 인 것이다. 그런 그들에게도 좀처럼 의아하기만 하다는 부분이 바로 먹방이다. 그냥 내내 먹기만 한다고? 그 먹는 모습을 사람들이 내내 바라만 본다고? 아니 보기만 하는 것도 아니고, 채팅하면서 별풍선이라고 일종의 방송시청료도 자발적으로 내며 즐기면서 보는 거라고 설명하면 도무지 알 수 없다는 표정이다. 그런 그들에게 유튜브 먹방을 직접 보여줬다. 의외의 반응이 터져 나온다. 신기하게 보다가 중도에 그만두는 사람들이 대부분이지만 그래도 꽤 많은 이가 어쩌면 무료하고 지독히 나른한 그 방송을 끝까지 보는 것이다. '아, 이게 이래서 보는 거구나'라는 느낌이 온 것일까. 그냥 계속 보게 된다는 표현 외에 다른 마땅한 말을 하지 않는다. 오히려 한국에서 유독 먹방이 유행하는 원인이 무엇이냐고 묻는다. 이 이상한 방송을 시청하는 이는 아마도 혼자 밥을 먹어야 하는 젊은이일 것이라고 대답한다. 실제로 혼자 먹기 싫은데 같이 먹는 느낌이 나서 먹방을 시청한다고 대답한 시청자가 압도적이라 한다. 또는 다이어트 중이라 먹지 못하는데 먹방을 시청하며 대리만족을 느끼는 경우도 있다고 말한다.

그래서 우리는 꿈을 꾼다. 그렇게 잠방은 시작될 것이다. 수면환경을 조성하는 작업부터 탐색할 것이다. 방송이 가능해야 하니 적당한 조명이 필요하다. 최대한 수면을 방해하지 않는 최적의 조명 찾기. 가장 난제인 이 문제만 해결된다면 지금이라도 시작할 수 있다. 그렇게 수면장애를 겪는 누군가가 잠들기 위한 눈물겨운 투쟁이 될 잠방의 시작, 혹은 잘 자는 누군가가 잠들지 못하는 시청자들에게 선사하는 잠자는 안온함, 잘 자거나 못 자거나 그렇게 잠방을 시작할 것이다. 당신이 옳다. 이 기이한 잠방을 어떤 정신 나간 사람이 볼까 싶을 것이다. 과연 그럴까? 잠자고픈 어떤 이, 잠자지 못하는 어떤 이, 잠자는 걸 엿보고 싶은 어떤 이, 그저 잠자는 게 궁금한 어떤 이, 혹은 그냥 무료한 어떤 이 등등 누군가는 잠방을 볼 것이다. 이런 식으로 잠방의 역사는 쓰일 것이다.

왜 이런 상상을 하느냐고? 먹는 것만큼이나 잠자는 것도 중요하기 때문이다. 운동보다 더 중요한 것이 잠이다. 사람들이 체력관리, 몸매관리를 위해 기울이는 관심과 노력의 절반만큼이라도 잠에 관심 갖기를 바란다. 올바른 수면법이나 잘 잘 수 있는 방법을 연구해서 많은 사람에게 건강한 잠을 선물해주고 싶다. 방송을 통해 수면 콘텐츠를 채워나가는 것이 첫 번째 목표라고 가정한다면 아직 갈 길이 멀다.

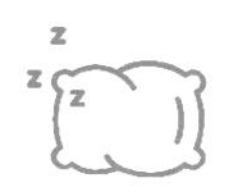

낮잠의 가치를 인정하고 문화로 정착시키기

스페인을 비롯한 지중해 연안의 국가에서 점심을 먹은 뒤 잠깐 자는 낮잠 또는 풍습을 시에스타la siesta라고 한다. 수면장애를 겪는 인구가 증가하는 만큼 스페인의 그 전통적 관습이 부러운 사람이 적잖을 것이다. 그런데 스페인의 그 관습은 더운 기후에 영향받은 환경과 문화의 소산이라 할 수 있다. 적도 인근 나라에서도 시에스타와 비슷한 전통이 남아 있음이 이를 반증한다. 말하자면 열대 기후에서 공통적으로 발견할 수 있는 낮잠 관습은 그들 환경에서 살아남기 위한 일종의 생존전략인 셈이다. 더운 날씨에 지친 이들이 24시간 주기로 돌아가는 인간의 생체리듬을 잠시 쉴 수 있게 하려고 낮잠을 문화로 정착시킨 것이다.

성인 기준 3명 중 한 명은 어떠한 형태로든 수면장애나 수면부족을 겪는다고 한다. 특히 심각한 수면장애가 광범위하게 확대되고 있는 이때 우리의 수면 문화를 혁신적으로 바꾸는 시도를 해봄직도 하다. 그런 맥락에서 직장이나 소규모 집단에서라도 일종의 시에스타 같은 브레이크 타임을 시도하는 것은 어떨까? 물론 낮잠 습관을 개인의 것으로 국한하지 않고 사회가 공공연한 방식으로 진행하는 것에 대해 상당한 반감과 저항이 있을 수 있다. 그러기에 사회 전반적인 공론화 과정이 필요할 것이다.

수면장애를 단순히 개인의 문제로 치부하기에는 우리 사회가 앓고 있는 수면으로 인한 문제가 꽤 심각하다. 이 와중에 불면증을 극복하고자 낮잠을 활용하려고 해도 개인으로선 한계가 있을 수밖에 없다. 자영업자이거나 프리랜서이거나 무직자가 아니라면 어떻게 낮잠을 잘 수 있는 환경을 지속적으로 연출할 수 있겠는가. 혹시나 직장 근처에 낮잠 카페라도 있다면 정말 하늘이 돕는 격이다. 하지만 수면장애를 겪는 우리 대부분은 언제나 바쁘고 언제나 눈치를 보는 입장이다. 다행히 택시운전자를 위한 수면공간이 마련되는 등 현실에서 미미하게나마 변화들이 보이고 있다. 하지만 누군가 선구적인 노력으로 예산을 들여 마련한 수면공간이 방치되고 있는 현실이기도 하다. 아직 우리 사회 전반적으로 수면의 가치에 대한 인식이 여전히 부족한 탓이다.

처음은 간단한 것에서부터 시작해야 할 것이다. 모두의 피로 누적을 막아주고 수면장애를 겪는 누군가에게는 산소호흡기와 같을 낮잠을 적극적으로 인정하자. 변화된 환경과 변화된 삶의 조건이 우리에게 낮잠카페라는 새로운 탐색을 가능하게 한 것이다. 인류가 적응하고 진화해온 방식이란 게 사실 거창한 것도 아니지 않은가. 요즘 주목받고 있는 '혼밥'이라는 것도 따지고 보면 그리 오래된 일도 아니고, 우리 문화와는 상당히 동떨어진 것임이 분명하다. 다만 혼자 밥을 먹어야 하는 현실에 적응하다 보니, 그런 환경의 변화 속에서 혼자 밥을 먹는 사람이 늘어났고, 그 변화를 인정해 준 것이다. 상대를 인정해주면 나 또한 인정받을 수 있다. 대단한 논리가 필요한 것은 아니다.

낮잠 한숨으로도 우리의 수면문제를 해결할 수 있다. 그러니 낮잠의 가치를 공유하고 낮잠이 필요한 누군가를 인정하는 아주 작은 배려가 필요하다. 여기서부터 우리식의 시에스타에 대한 공론화가 시작될 수 있을 것이다.

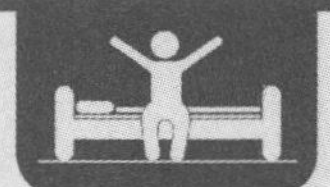

#숙면에 좋은 음식

키위+

키위는 잠을 잘 들게 하는 효과가 있다. 한 연구에 의하면 키위를 먹은 사람은 먹지 않은 사람보다 35% 더 빠르게 잠이 들었다고 한다. 키위에는 수면을 유도하는 세로토닌 호르몬이 함유되어 있으며 칼슘, 마그네슘, 엽산, 이노시톨 등은 신경안정과 불면증을 해소하는 효과가 있다. 특히 세로토닌은 사람을 기분 좋게 할 뿐만 아니라 깊은 잠인 렘수면과도 연관이 있어 수면을 잘 취하게 한다. 항산화물질과 영양소가 풍부한 키위는 영양뿐만 아니라 숙면을 돕는 음식이다.

아몬드+

아몬드는 단백질이 풍부해 숙면에 도움이 된다. 또 근육을 적절히 이완시키는 마그네슘이 함유돼 있어 수면을 취하기 전에 소량의 아몬드를 섭취하면 도움이 된다. 마그네슘은 근육을 이완시키고 수면을 유도하는 멜라토닌을 도와 숙면을 취하는 데 도움을 준다. 그러므로 아몬드는 천연의 불면증 예방약이라 할 수 있다. 또한, 아몬드는 당뇨병과 심장 질환과 같은 만성 질환의 위험을 낮추는 데에도 큰 도움이 된다.

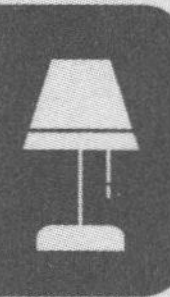

캐모마일차+

캐모마일은 허브의 한 종류이다. 캐모마일차만이 아니라 허브차는 불면증 예방에 큰 도움이 된다. 따뜻한 차 한 잔보다 수면에 좋은 것은 없다. 하지만 카페인 함량이 높은 일반적인 차는 반드시 피해야 한다. 보통 허브차에 들어 있는 성분이 신경을 진정시키고 수면의 질을 향상시키는 데 도움을 준다.

시리얼과 우유+

시리얼과 우유는 조금 아이러니하다. 식이섬유가 함유된 시리얼과 우유를 먹으면 수면에 도움이 된다는 것이다. 수면 유도제인 호르몬 세로토닌을 활성화시키는 트립토판이 우유에 들어 있어 숙면을 취하는 데 큰 도움을 주는 것이다. 우유 속에는 트립토판이 풍부하게 들어있으나, 차가운 우유는 숙면을 방해할 수 있어 자기 전에는 따뜻한 우유를 마시는 것이 좋다.

바나나+

바나나에 든 비타민 B6는 뇌의 활동을 촉진시켜 아침 시간 정신을 맑게 깨우는 작용을 한다. 또 마그네슘과 칼륨은 근육의 긴장을 이완시켜 몸을 편안하게 만들고 휴식을 취하는 데 도움을 준다. 트립토판이 풍부한 꿀을 찍어 먹으면 숙면 효과가 배가 되므로 꿀 바른 바나나는 숙면에 더욱 좋다.

2부

행복과 성공의 비결은 수면에 있다

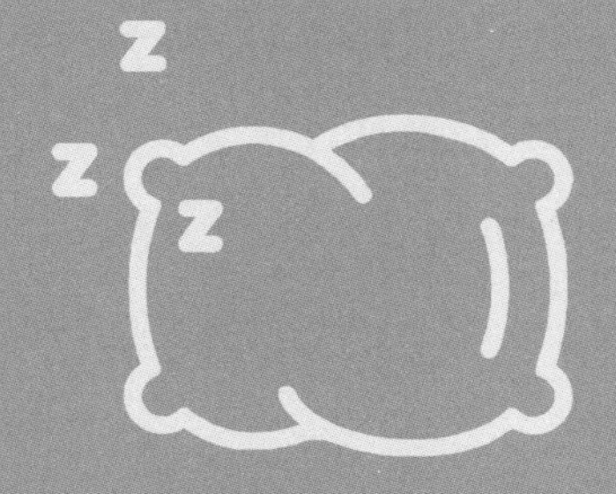

Good Sleep
Good Life
THE SECRET

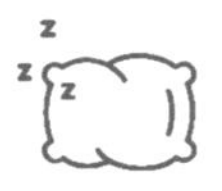

수면의 질이 문제다

잘 자고 일어난 행복감을 느껴본 적은 언제인가? 충분한 수면 후 개운해진 몸과 정신이 내뿜는 싱싱한 생명력을 기억하는가? 혹시 수면부족이나 수면장애를 겪는 당신에겐 과거의 추억일 뿐인가?

미국수면재단Nation Sleep Foundation에서 발표한 권장 수면시간은 약 7시간이다.[3] 우리나라 성인의 평균 수면시간은 6시간 53분이고, 청소년도 평균 6시간 정도라고 한다. 좀 더 구체적으로 들여다보자. 한국청소년정책 연구원에서 2013년 발표한 자료에 의하면 초등학생은 평균 8.3시간을, 중학생의 경우 7.2시간을 평균적으로 수면하고

3) 미국수면재단(NSF: National Sleep Foundation)이 주요 연령대별 권장 수면시간을 수정해 NSF의 학술지 '수면 건강(Sleep Health)' 2015년 판에 발표했다. 이 지침의 특징은 연령대별로 수면시간을 권장, 적당, 부적당 등 3가지로 구분해 제시한 것이다.

있다. 반면 고등학생들은 권장 수면시간에 크게 못 미치는 5.6시간 정도 자는 것으로 밝혀졌다. 결론적으로 고등학생의 수면부족이 심각할 뿐, 전반적으로 미국수면재단에서 권장한 수면시간을 따르고 있다고 할 수 있다.

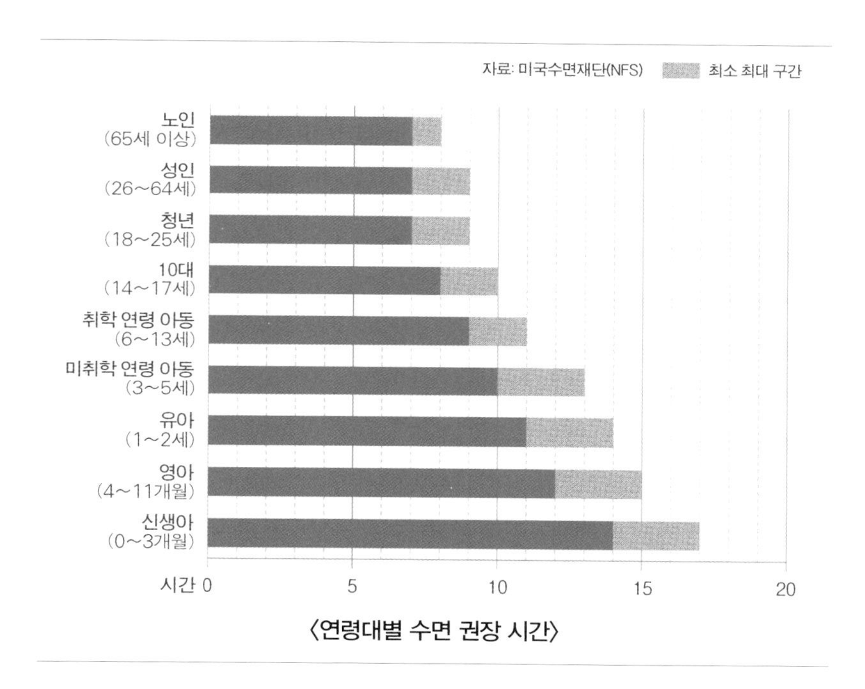

〈연령대별 수면 권장 시간〉

그렇다면 우리나라가 세계적인 수면부족국가라는 멍에를 쓰고 있는 이유는 무엇일까? 우리나라 성인의 평균 수면시간인 6시간 53분이 OECD 국가 중 최하위권에 속하기 때문일 것이다. 게다가 함께 발표되는 근무시간이 주 45.1시간으로 OECD 국가 중 1위인 점도 작용했을 것이다. 전 세계 평균 근무시간이 37.4시간이라 하니 과도

한 업무에 치여 사는 한국인임이 확실하다. 그렇다고 해도 의구심이 사라지는 것은 아니다. 조사결과에 의하면 분명 미국수면재단의 권장 수면시간인 7시간 정도 잠을 자건만 우리는 왜 늘 잠이 부족하다고 느끼는 것일까?

그 이유는 수면의 질이 문제다. 우리만큼 수면환경이 나쁜 나라도 없을 것이다. 밤이 되어도 꺼지지 않는 불빛들, 그 불빛이 오늘의 성장을 불러왔고 오늘의 문화를 일으켰으나 또한 오늘의 수면부족과 수면장애를 유발하는 주범인 것이다. 유럽을 체험한 이들이 제일 먼저 놀라는 것이 바로 저녁이면 일제히 철수해버리는 상점들이다. 우리와 달리 늦도록 불을 밝히는 상점과 주점은 어디에도 찾아볼 수가 없다. 외국인들이 우리의 야식문화와 일명 홍대로 일컬어지는 밤문화에 환호하는 것 또한 같은 이유다. 불 꺼질 새 없는 밤의 풍경이 그들의 문화와는 너무나 다르기 때문이다. 그들은 도시와 주거지가 확실하게 분리되며 밤이면 당연지사 불을 끄고 어둠을 당연하게 받아들인다. 반면 우리는 도심과 주거지가 뒤섞여 있고, 주거지에 파고들어 수면을 방해하는 불빛을 어둠보다도 더 당연하게 여긴다. 일차적으로 불빛이라 했으나 어디 불빛뿐이겠는가.

현실의 팍팍함 속에서 수면부족에 시달리는 우리는 날마다 꿀잠을 갈망한다. 숙면의 기쁨이 얼마나 달콤한지 잘 아는 까닭에 이르지 못하는 꿀잠에의 갈망은 고통스럽기조차 하다. 어린 시절 아무

걱정 없이 깊은 잠에 빠져들었던 달콤함이 그립지만, 어른이 되고 나서는 꿀잠에 빠져드는 일이 어렵기만 하다.

우리가 일상적으로 겪는 수면부족 증상은 매사 무기력하고 졸리다는 것이다. 그런 상태에서 기억력도 떨어지고 집중력도 결여되고 조금씩 나사 빠진 사람이 되어가다가 어느 날 당뇨나 고혈압 심장 질환 등 큰 병이 덮칠 것이다. 과장이 아니니 이제 살기 위해서라도 잠을 자자. 잠을 잘 수 없다면 잘 수 있도록 노력하자. 그 노력은 거창한 것에서 시작되지 않는다. 일상적이고도 구체적인 방안을 하나씩 짚어보다 보면 어느새 꿀잠에 이르게 될 것이라 믿어 의심치 않는다. 그런데 미국수면재단에서 권장하는 7시간을 맹신할 필요는 없다. 사람의 적정 수면시간은 개인마다 편차가 있기 마련이다. 지금 내가 잠이 부족한 상태인지를 누구보다 자신이 잘 알 것이다. 아니 알아야 한다.

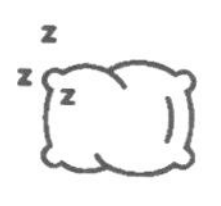

나에게 맞는 수면시간은?

모두들 자신의 수면시간을 궁금해한다. 미국수면재단의 권고가 아니라도 보통 사람은 7시간 정도는 자야 한다고 말한다. 그러면서도 한편으론 7시간은 너무 길고 게으르다고 생각한다. 적정하긴 하지만 7시간은 너무 게으르다는 역설을 품고 있는 것이다. 이런 인지부조화에서 벗어나는 일부터 시작해야 한다. 수면시간이 7시간이든 9시간이든 혹은 4시간이든 게으른 것과 무슨 상관이란 말인가.

사람마다 적정 수면시간은 다르다. 연구에 따르면 하루 4시간만 자도 생활에 아무런 지장이 없는 유전자를 갖고 태어난 사람들도 있다고 한다. 이런 사람들은 4시간만 자도 피로가 풀리고 생활에 아무런 지장이 없기 때문에 굳이 7시간씩 잘 필요가 없다. 그럼 나에게 적정한 수면시간은 몇 시간인지 어떻게 알 수 있을까?

나의 적정 수면시간을 찾아라

1. 우선 가장 쉽게 잠들 수 있는 때를 취침 시간으로 정한다. 일반적으로 저녁 10시 정도가 적당한데, 되도록이면 기상 시간의 8시간 전 정도가 좋다. 예컨대 출근을 위해 7시에 일어나야 한다면 밤 11시에 잠자리에 들라.

2. 처음 정한 취침 시간을 일주일 동안 지키면서 일어난 시간을 기록한다. 그런데 당신이 지금까지 수면이 부족했다면 하루 이틀 정도 오래 잘 수 있으므로 이는 무시한다. 즉 기록을 시작한 후 일정한 규칙을 보이며 기상하는 때를 기점으로 자신의 수면시간을 체크하라.

3. 알람시계 없이 일어날 수 없거나 온종일 피곤하다면 수면시간이 부족하다는 증거다. 일주일 후까지 증상이 계속된다면 다음 일주일은 15~30분 정도 일찍 잠자리에 들어본다. 반대로 일주일 내내 일찍 깬다면 수면시간이 길다는 증거이므로 더 늦게 잠자리에 들어라.

4. 같은 방법으로 알람시계 없이 기상하고 종일 싱싱하게 보낼 수 있는 기상시간을 찾는다. 이렇게 찾은 시간이 자신에게 알맞은 수면시간이다.

가령 밤 9시에 자야 다음 날 7시에 알람시계 없이 눈이 떠지며 졸지 않고 생활이 가능하면 그것이 당신의 적정 수면시간인 것이다. 무려 10시간씩이나 되다니 믿을 수 없다고 하기에는 당신은 지금 심각한 수면부족에 시달리고 있는 것이다. 그러니 당분간이라도 졸지 않고 생활이 가능하도록 푹 자야만 한다.

다만 주의할 점 두 가지를 명심하도록 하자. 되도록이면 호르몬 분비가 왕성한 밤 10시에서 새벽 2시 사이는 잠드는 것이 좋다. 동일한 시간에 자더라도 이 시간대에 자면 더 깊게 푹 잘 수 있기 때문이다. 그리고 수면시간을 90분 주기로 잡도록 하라. 수면이 90분 주기로 한 세트씩 렘수면과 논렘수면이 반복되기 때문이다. 그래서 1시간 30분, 3시간, 4시간 30분, 6시간, 7시간 30분 주기로 자야 한 세트의 수면이 온전히 끝난 상태에서 일어날 수 있다. 그러면 쉽게 기상할 수 있으며 잠도 푹 잔 느낌으로 깰 수 있다.

자기에게 맞는 수면시간을 찾는 것만으로도 우리가 겪는 수면에 관한 불편들이 많이 해소될 수 있다. 그러니 수면부족에 힘겨워만 하지 말고 무엇이든 시작하도록 하자. 굳이 전문가를 찾아가지 않더

출처: 건강보험심사평가원 / 단위: 시간당 분비량(ng/hr)

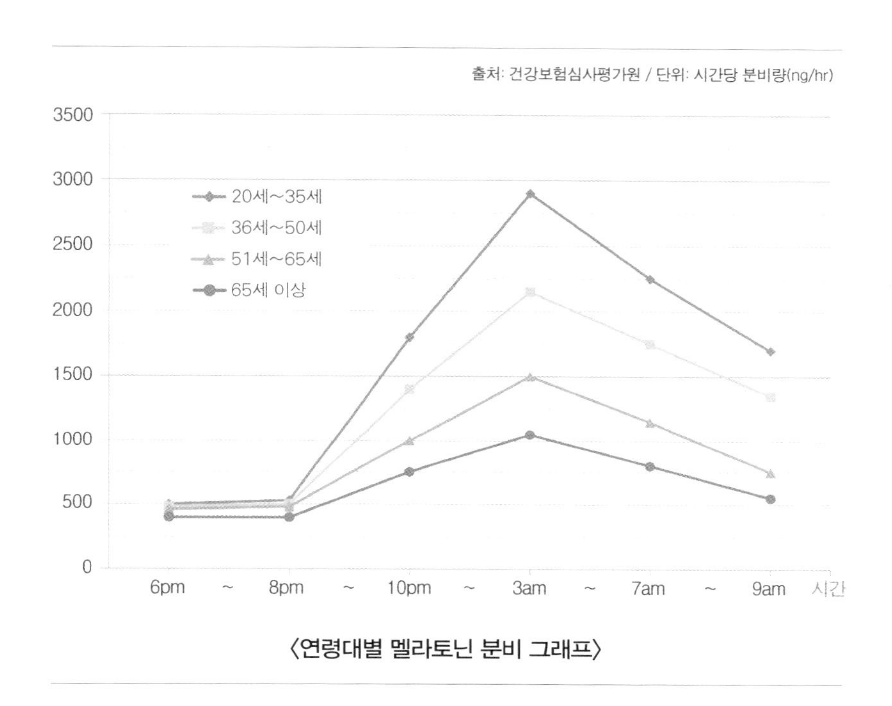

〈연령대별 멜라토닌 분비 그래프〉

라도, 특별한 노력 없이도, 이 정도 자가진단만으로 건강보조제보다 훨씬 좋은 효과를 가져다줄 수 있다.

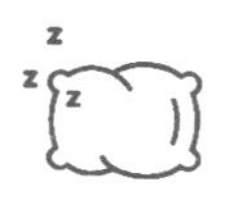

수면처방도 가려서 들어라

'수면부족'과 '불면증'은 완전히 다르다. 수면부족은 평소에 잠이 들 때 큰 어려움이 없으나 업무나 학업 때문에 잠이 부족한 상태를 일컫고, 불면증은 잠자리에 들었으나 도무지 잠들지 못하는 만성적인 상태를 일컫는다. 이 둘은 엄연히 다르기 때문에 해결방법도 완전히 다르다.

문제는 불면증에 시달리는 사람들이 간혹 수면부족에 대한 팁을 참고하는 경우이다. 수면부족을 해소하기 위한 조언과 불면증을 치료하기 위한 조언은 완전히 달라서 불면증인 사람은 수면부족인 사람에게 적용되는 조언을 따르면 안 된다. 대표적인 예로 낮잠을 들 수 있다. 수면부족에 시달리는 사람에게 하루 30분 낮잠은 오후를 활기차게 보내고 업무성과를 높이는 효율적인 방법이지만, 불면증에 시달리는 사람에게 하루 30분 낮잠은 밤 시간대 정상적인 수면 시간을 빼앗아가는 자살행위와도 같다. 특히 불면증인 사람은 수면 조언을 가려들을 필요가 있다. 조언이 수면부족을 겪고 있는 사람을 위한 것인지, 잠을 청해도 잠을 이룰 수 없는 불면증 환자를 위한 것인지 정확하게 파악하고 따라야 한다.

의외로 우리는 자신이 수면부족 상태인지 혹은 불면증에 해당하는지 잘못 알고 있는 경우가 왕왕 있다. 우선 자기 상태를 정확히 알아야 한다. 진단은 간단하다. 잠을 청했을 때 잠이 잘 드는 경우는 수면부족, 잠들고 싶어도 좀처럼 잠이 오지 않아 괴로운 상태는 불면증이다. 수면부족과 불면증은 당연히 다른 처방을 해야 한다. 비유컨대 정상적인 체력을 갖고 있는 사람에게 마라톤은 심장에 좋은 운동이 될 수 있다. 하지만 심장병을 앓고 있는 사람에게 마라톤을 하라고 한다면 심장병 악화되어 죽으라는 소리밖에 안 된다. 그만큼 잘못된 처방은 위험하다는 말이다.

수면부족은 잠자는 시간이 확보되면 해결된다. 특히 별다른 할 일 없이 시간을 보내며 늦게 자고 일찍 일어나서 수면부족인 경우는 잠자리에 일찍 드는 노력만 기울이면 어렵지 않게 해결된다. 하지만 대부분의 수면부족은 어쩔 수 없는 경우가 많다. 가령 업무가 과다

하거나 중요한 시험을 앞두고 있어서 수면부족이 발생하는 경우가 문제다. 가장 추천하는 방법은 중간중간 짧은 낮잠을 자는 것이다. 30분에서 1시간 정도 낮잠을 취하면 훨씬 더 개운하게 오후를 시작할 수 있다. 단 1시간 30분 이상 오래 자는 것은 추천하지 않는다. 밤에 자는 수면의 질이 낮아질 수 있으니까 1시간 내외로 짧은 낮잠으로 수면부족을 해결하는 게 좋다. 만약 평일 업무나 공부로 수면시간을 확보하기 어렵다면 주말에 몰아서 자는 것도 방법이다. 여기서 몰아 잔다는 것은 종일 잔다는 것이 아니라 기상시간을 평소보다 2시간 정도 늦게 가져가서 자연스럽게 눈이 떠질 때까지 잔다는 의미이다. 종일 잠을 자다 보면 수면리듬이 깨져서 주중에 잠이 잘 안 오고 더 괴로울 수 있으니 조심해야 한다. 즉 주말에 기상시간을 한두 시간 늦춰 평소 부족했던 잠시간을 확보함으로써 수면부족현상을 많이 완화할 수 있다.

문제는 그럼에도 해결되지 않는 누적된 수면부족일 것이다. 많은 직장인들이 수면부족으로 인한 여러 문제를 겪고 있다. 암 발생률이 올라가고 뇌혈관계, 심장계 모든 건강지표에서 만성 수면부족은 악영향을 끼친다. 따라서 수면부족인 상태를 빨리 벗어나 충분한 수면시간을 확보하는 것은 중요하다. 하지만 말처럼 그렇게 쉬운 일만은 아니다.

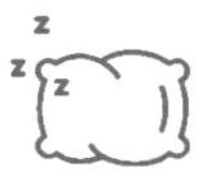

잠들어야 한다는 강박관념을 버려라

자려고 누웠는데, 잠이 오지 않는다. 잠들기 위해 온갖 짓을 해보지만 더욱 초조해지고 어느덧 해가 떠오른다. 말 그대로 뜬눈으로 밤을 지새우게 된다. 정도의 차이는 있지만 누구나 특별한 이유 없이 잠이 오지 않아 다음 날 컨디션이 좋지 않았던 경험은 있을 것이다.

보통 잠이 오지 않을 때, 우리가 모두 알고 있는 한 가지 방법이 있다. 바로 양을 세는 것이다. 양 한 마리, 양 두 마리, 양 세 마리, 양 네 마리 하염없이 양을 세다 보면 어느새 잠이 들 것이라는 아름답고 훈훈한 이야기. 실제로 이 방법을 시도해본 사람을 알겠지만, 양을 셀수록 정신이 또렷해질 뿐 잠이 스르륵 드는 일은 발생하지 않는다. 이 정도로 잠이 들 것 같았으면 벌써 들었을 것이다.

양을 세는 것보다 그날 있었던 일을 머릿속으로 떠올려보기를 추천한다. 아침에 일어나 무엇을 하였고, 그 일을 할 때 기분이 어땠으며, 별일 아닌데 유독 기억에 남는 장면이나 말을 되새겨 보는 등이 훨씬 효과적이다. 그렇게 일과를 따라오다 보면 어느덧 뇌가 노곤노곤해지고 잠이 스르륵 드는 경우가 있다. 이것은 뇌가 일과를 복기하면서 다시 경험하는 것과 같은 착각을 하게 함으로써 기분 좋은 피로감이 몰려와 잠이 들게 되는 것이다.

하루 일과를 복기해보는 것으로도 잠이 들지 않는 수준이라면, 마음을 비울 필요가 있다. 불면증인 것이다. 그런데 불면증은 단순히 잠을 자지 못하는 증상만은 아니다. 잠이 들더라도 자주 깨는 일이 한 주에 3번 이상 나타난다거나 낮에도 피곤과 무기력증 등 수면부족으로 인한 장애들이 나타나는 경우 전반을 일컫는다. 가벼운 불면증은 쉽게 회복될 수 있기 때문에 해롭지 않다. 평소 커피나 홍차 등의 카페인을 많이 섭취하면 가벼운 불면증이 찾아오기도 한다. 혹은 각성제나 비타민제 등의 약제사용이 원인이 될 수 있으므로 주의해야 한다.

문제는 만성 불면증이다. 그런데 수면에 대한 비합리적 신념이 만성불면증을 심화시킨다고 한다. '8시간은 자야 한다'라는 일종의 강박관념을 가진 경우이다. 개인마다 적정 수면시간은 다르다는 사실을 무시하고 자신의 잘못된 믿음, 비합리적인 신념에 집착하게 되면 무조건 8시간을 자려고 노력하게 되는데 이를 '안전행동'이라 한다. 즉 잠이 오지 않는 경우에도 굳이 낮잠을 자거나 일부러 늦게까지 침대에 깨어 있는 채로 누워 있는 등 부적절한 대처 행동을 하는 것이다. 이것은 결과적으로 불면증이 지속되는 악순환에 빠지게 한다.

요약하면 불면증의 가장 큰 적은 강박관념이다. 잠들기 위한 의식적인 노력을 하면 할수록 정신은 또렷해지고 몸은 피곤해져 뜬눈으로 밤을 지새우게 되는 상황이 발생한다. 이런 악순환이 반복되면서 무참하게 삶이 망가지기 전에 제동을 걸어야 한다. 당신이 어떤 방식으로든 불면증을 앓고 있다면 무엇보다 잠들어야 한다는 그 강박관념부터 버려야 할 것이다.

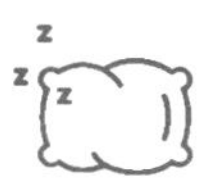

SKY를 가려면 학원이 아닌 침대 속으로 들어가라

수업시간에 끊임없이 조는 학생이 있었다. 전교 일이 등을 다투던 딸이 고등학교 진학 후 성적이 떨어지는 이유를 엄마는 정확히 알지 못했다. 상급학교에 진학하면 원래 그렇다고 사람들은 위로했지만 딸의 눈물겨운 노력을 지켜봐야 했던 엄마는 좀처럼 납득할 수 없었다. 머리가 나쁜 것도 아닌 딸이 밤에 잠을 안 자고 공부하는데, 끝없이 추락하는 성적을 어떻게 받아들일 수가 있겠는가. 떨어진 성적만큼 추락한 자존심으로 인해 딸은 굳게 입을 다물었다. 그래서 엄마는 더더욱 알 수가 없었다. 그렇게 밤을 새워가며 공부하던 딸이 학교에서 내내 병든 닭처럼 졸고, 심지어 학원에서도 졸며 앉아 있었다는 사실을 말이다.

어려서부터 공부 잘한다는 칭찬 받으며 자란 학생들에게 흔히 일어나는 상황이다. 중학교 때부터 성취욕이 발단한 학생이 고등학교에 진학하면서 겪는 여러 가지 학업스트레스 중 하나가 수면부족 때문에 일어난다. 그런데 본인들은 그 심각성을 제대로 인지하지 못해 더욱 심각한 사태를 부르는 경우가 있다. 특히 성장기에 겪는 신체적인 변화를 고려한다면 더더욱 적정한 수면시간이 필요하지만, 이 시기가 참 애매하다. 부모가 직접 수면시간을 체크하는 나이도 아니고, 오히려 덜 자고 공부하는 것을 장려하는 때인 것이다. 게다가 성적이 떨어지는 원인이 수면부족 때문이라는 진단을 받고도 이런 경우, 학생의 승부욕은 전문가의 처방을 따르는 것에 최대의 장애물로 작용한다.

실제로 이 여학생은 잠 때문에 성적이 떨어졌다는 말을 믿지 않았다. 오히려 수업시간에 다들 존다면서 수업시간에 조는 스스로를 합리화했다. 그래서 더욱 조는 학생 중 한 명이 아니라, 맑은 정신을 가지고 수업에 집중하는 단 한 명이 되어야 원하는 성적을 얻을 수 있을 거라 설득했다. 그러나 여학생은 자기 반 일등도 존다면서 전혀 고집을 꺾으려 하지 않았다.

그럼에도 일단 시도는 해보자고 했다. 조금씩 수면시간을 늘리면서 자신의 적정 수면시간을 찾는 것부터 해보자고 설득했다. 필자가 보기에 그 여학생은 절대적으로 수면시간이 부족하여 일단 푹 자야만 할 것 같았지만, 성적에 대한 압박을 받는 현실에 적정 수면시간만큼 자라는 조언은 비현실적으로 들릴 수 있었다. 그래서 새벽 2시에 자서 새벽 6시 30분에 일어난다는 수면시간을 조금씩 늘려보는 방편으로, 적정시간을 찾자고 했다. 하지만 여학생은 완강했다. 자기가 이미 해봤지만 밤 11시에 자나 새벽 2시에 자나 다음 날 졸립긴 마찬가지라는 논리였다. 그러니 어차피 조는 거 새벽 2시까지 공부하는 게 그나마 낫다는 꽤 설득력 있는 말로 고집을 내보였다. 잠 때문에 고민이 많았음을 단번에 알 수 있었다. 충분히 일리 있는 말이지만, 지금 성적이 기대치만큼 안 나오는 게 문제이니 11시 이전에 자보자는 제안을 했지만 학생은 고개를 저었다. 그렇게 되면 학원을 포기해야 한다는 것이다. 입시를 앞둔 고2였으니까 어려운 결정이기는 했다.

결론부터 말하자면 여학생은 원하던 상위권의 대학에 갈 수 있었다. 충분한 수면이 몸과 마음을 최상의 컨디션으로 만들어 주어 학습 능력을 향상시킨 결과였다. 학생 부모님의 용기 덕분이었다. 필자는 알 수 있었다. 학생은 결코 잠을 선택하지 않으리라 생각했다. 따라서 필자는 부모님을 설득해야만 했다. 수면부족이 불러오는 기억력 감퇴와 판단력 저하 및 각종 병적인 징후에 대해 설명 하고 지금이라도 누적된 수면부족을 해결하지 않으면 상황이 악화될 수 있다 말씀드렸다. 사실 학원을 포기하는 것은 쉬운 결정이 아니다. 그럼에도 고3이 되기 전에 학생에게 맞는 적정 수면시간을 찾아주라고 권해야 했고, 그 결과가 이 여학생의 경우 학원을 포기해야 하는 것이었다. 아니 정확히 말하면 학원을 포기한 것은 아니다. 주말반이라는 더 현명한 대안을 찾아낸 것이었다.

잠을 희생하면서 공부하느라 학원이든 책상이든 그 어디서든 졸지 말자. 오늘 열심히 공부했다면, 열심히 자는 일도 절대로 두려워해서는 안 된다. SKY에 가려면 꾸벅꾸벅 졸며 공부하는 대신 지금 당장 침대 속으로 들어가라. 잠을 충분히 자는 것도 공부를 위한 최고의 전략이다.

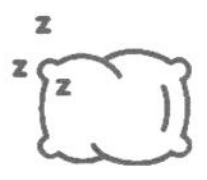

보약 한 사발보다 잠 한 시간이 낫다

직장인 A씨는 어느 날부터인가 잠들기가 어려워졌다. 좋아하는 커피도 끊었지만 나아지지 않았다. 간신히 잠든 후에는 자다 깨는 일이 빈번해지고 전반적으로 수면의 질이 떨어졌다고 한다. 자신도 모르게 불면증에 걸린 것이다. 불면증은 잠들기 어렵거나, 잠든 다음에도 자주 깨거나, 또는 새벽 일찍 깨서 못 자는 증상까지 두루 일컫는 명칭이다.

국내 불면증 환자는 10명 중 1~2명 정도로 약 17%에 해당한다. 성인 3명 중 1명이 불면증을 경험하고 10명 중 1명 정도가 만성불면증에 시달리고 있다. 심각한 수준이지만 대부분 전문가를 찾아 해결하려 들지 않는다. 대신 술을 마시고 잠을 청하는 등 자가진단으로 상황을 악화시킨다. 직장인 A씨도 그렇게 술로 불면증을 해결하려다 위험을 자처한 경우이다.

불면증은 하나의 증상이다. 하룻밤에 자다 깨다 하는 일이 여러 번 반복되는 경우나 이른 새벽에 깨어 다시 잠을 이루지 못하는 것이 일주일에 2~3회 이상일 경우, 또는 숙면을 취하지 못하는 느낌이 드는 경우를 모두 불면증이라 칭한다. 이처럼 다양한 증상으로 나타나는 불면의 원인 역시 다양하다. 스트레스와 우울증, 불안장애 등에 의해 생기는 정신과적 불면증이나 생활습관에 의해 생기는 일차성 불면증이 가장 흔한 경우이다. 그밖에도 신체질환이나 약물로 인해 생기는 불면증도 있다. 무엇보다 원인을 정확히 알고 그에 따른 처방이 중요하다. 원인을 모르고 수면제만 복용하는 것은 병을 키울 수 있다. 우울증으로 인한 불면증 환자가 수면제만 복용하고 우울증 치료를 받지 않는다면, 스스로 위험을 자처하는 격이 된다. 또 수면무호흡증에 의한 불면증의 경우에는 수면제를 남용하면 수면 무호흡증이 악화될 수 있다. 따라서 불면증의 원인을 파악하는 것이 우선되어야 한다.

이 간단한 것을 외면한 대가는 컸다. A씨는 자신의 불면증을 단순히 잠을 못 자는 것으로 여겨 흔히 생각하는 술 먹고 뻗기 방법을 선택했다가 낭패를 겪었다. 자기 위해 마신 술 때문에 숙취에 시달리는 이중고까지 겪은 A씨는 결국 병원을 찾을 수밖에 없었다. 잠은 잠대로 못 자고 몸은 몸대로 망가지면서 무려 1년이나 낭비한 후였다. 병원을 찾은 A씨에게 내려진 진단은 뜻밖이었다. 스트레스로 인한 불면증이 우울증 증세로 깊어지는 단계였다. 수면제 몇 알을 얻기 위해 방문했던 병원에서 A씨는 우울증 치료까지 해야 했다. 우울증이라는 낯선 병을 인정하기란 쉽지 않았기에 A씨는 정신적 타격을 받았다. '겉으로 멀쩡해 보이는 내가 우울증이라니'라는 자괴감이 들었다고 한다. 하지만 약물 치료 덕분에 우울증을 극복하게 된 A씨는 그나마 그 정도에서 병원을 찾은 게 다행이라고 수용할 수 있게 되었다. 이처럼 어떠한 경우에라도 불면증을 우습게 봐서는 안 된다. 특히나 알코올 섭취와 같은 방법으로 극복할 수 있다고 생각하는 것은 위험하기 짝이 없다.

A씨가 필자를 찾은 것은 언제까지 약물에 의존할 수 없다는 판단에서였다. 불면증 약을 끊자니 또다시 불면증 증세가 도질까 봐 불안하지만 계속 약에 의존할 수는 없다는 입장이었다. 당시 A씨는 불면증이 도질까 봐 극심한 운동을 하는 등 신체를 학대하면서 잠을 청하는 중이었다. 필자는 불면증의 원인이었던 우울증 증세부터 확인했다. 병원에서 처방받은 약으로 말끔히 해결했다고 한다. 다만 수면제는 우울증 치료약보다 훨씬 오래 복용 중인데, 가끔 약을 안 먹는 날은 새벽에 잠이 깨는 등 불면증 증세가 도지는 것 같아 불안하다고 했다. 그러면서 불면증에서 벗어나기 위해 시작한 과중한 운

동이 너무 힘에 부쳐 보약을 먹는 중이라고 했다. 필자로서는 그가 헛수고를 하고 있을것 같아 안타까웠다. 약물처방에서 벗어나고자 하는 의도는 충분히 알겠지만 그 방식이 불면증 초기에 술 먹고 잠을 청하던 것과 그다지 달라지지 않아 보였기 때문이다.

필자는 A씨에게 우울증이 확실하게 치료된 상태라는 것을 거듭 확인한 후 그의 요구대로 수면환경 개선방법을 찾아보기로 했다. 상담을 해보니 A씨는 잠에 대한 강박관념으로 극도로 예민해져 있었다. 이런 경우엔 수면환경을 개선하는 게 충분히 도움이 된다. 과연 두어 달 후 A씨에게서 연락이 왔다. 확실히 보약 한 사발보다 잠 한 시간이 낫다면서 아주 만족스러워하는 목소리였다. 필자로서도 참으로 다행스러웠다.

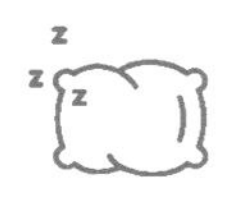

실패는 노력부족이 아니라 수면부족 때문이다

아인슈타인은 무려 10시간을 잤다고 한다. 대표적인 롱 슬리퍼Long Sleeper이다. 이에 반해 에디슨과 나폴레옹이 대표적인 쇼트 슬리퍼Short Sleeper이다. 에디슨이나 나폴레옹은 어떻게 3~4시간만 자면서도 그런 업적을 쌓을 수 있었을까? 물론 나폴레옹이나 에디슨처럼 뭔가 대단한 일을 하겠다는 의미는 아니다. 다만 적게 자면서도 체력과 총기도 회복할 수 있는 그 어떤 비법이 궁금할 따름이다.

취업준비생인 B군이 던진 질문이다. "적게 자면서 집중력을 높일 수 있는 무슨 비법이 있어?" 하지만 안타깝게도 특별한 비법은 없다. 숙면할 수 있도록 하고 부족한 잠은 낮잠을 활용해 해결하는 정도가 비법이라면 비법이다. 또 한 명의 쇼트 슬리퍼인 윈스턴 처칠 전 영국 총리는 밤에 4시간 정도 자고 정오쯤 1시간 30분 정도 낮잠을 잤다고 한다. 부동산 재벌이자 트럼프 그룹 회장이며 현재 미국 대통령이기도 한 도널드 트럼프도 서너 시간 정도 자는 쇼트 슬리퍼이다. 이들 쇼트 슬리퍼들의 공통점은 짧은 시간을 자더라도 깊은 수면으로 피로를 빨리 회복할 수 있다는 점이다. 수백만 불을 주고서라도 사고 싶은 이 능력은 유감스럽게도 타고나는 쪽에 가깝다.

B군은 처음에는 서너 시간 정도 자면서도 하루를 버틸 수 있었다고 한다. 수면시간이 부족하다는 사실을 인지하고는 있었는데 갈수록 상황은 나빠졌다고 한다. 집중력이 급격하게 떨어지면서 스스로 한계가 왔다는 인식이 들었다고 한다. 그래서 시도한 것이 나폴레옹 수면법이다.

나폴레옹 수면법이란 4시간 자면서 정상적인 생활을 하기 위해 14일 동안 신체를 적응시키는 일련의 프로그램이다. 하지만 사람마다 적정 수면시간이 다르다. 적게 자도 되는 사람과, 적게 자면 안 되는 사람은 유전인자가 다르기 때문에 의욕만으로 욕심을 부리면 탈이 나는 법이다. 당시 B군은 나폴레옹 수면법을 시도했다가 실패했지만 다시 시도해 보겠다는 입장이었다. 필자는 B군에게 스스로 적게 잘 수 없는 DNA의 소유자임을 인정하라고 했다. 그리고 자신의 적정 수면시간부터 파악하라고 했다. 특히 거듭되는 취업실패로 인해 이러저러하게 심리적으로 어수선해 자칫 수면장애가 올 수 있으니 무조건 잘 자라고 충고했다. 실제로 나폴레옹 수면법 실패 이후 잠을 잘 자지 못하고, 자고 나서도 개운한 느낌이 없이 계속 졸리는 게 예전에 없던 증세가 생겼다고 했다.

B군에게 어떤 심적 변화를 유도하는 게 중요했다. 타고난 것을 어찌할 수는 없는 법이다. 적게 자고도 회복되는 신체와 정신의 소유자가 있음을 받아들이자. 그렇다고 수면시간을 단축할 수 있는 가능성이 완전히 차단된 것은 아니다. 자신의 적정 수면시간을 지키면서 조금씩 그 시간을 단축해갈 수 있는 방법이 없지는 않을 것이다. 다만 최종적으로 그런 단계에 도달하기 위해서라도 자신의 적정 수면시간을 정확히 파악하여 수면환경을 개선하는 노력이 종합적으로 이루어져야 한다. 그 처음은 현실을 받아들이는 것이다. 특히 수면시간을 단축하겠다는 강박관념에서 벗어나야 한다. 비단 취업준비생의 경우만은 아니다. 잘 수 있는 환경보다 더 많은 수면시간이 필요한 우리 모두의 문제이기도 하다.

나폴레옹 수면법에 실패한 그는 필자의 충고대로 푹 자는 게 중요하다는 생각을 어느 순간 하게 되었다고 했다. 어차피 모든 것을 새로 시작해야 하는 단계, 예전과는 다른 방식으로 도전해야겠다는 마음을 먹은 어느 순간 B군은 다음 단계로 나아갈 수 있었다.

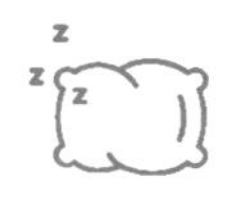

피부 나이를 낮추려면 잠에 빠져라

고운 피부는 미인의 필수 조건으로 꼽는다. 예뻐지기 위해 기꺼이 돈과 시간을 투자하는 시대에 잠만큼 저렴하고도 확실한 효과를 보장하는 게 어디 있는가. 그럼에도 사람들은 피부는 타고난다고 믿는다. 틀린 말은 아니다. 그러나 타고난 피부도 중력을 거스르지는 못하는 법이다. 시간의 흐름을 역행하며 마냥 꿀피부인 듯한 여배우는 우리로서는 상상할 수 없는 시간과 돈을 피부에 투자한다. 그리고 그들 모두 충분히 잔다. 확실히 미인은 잠꾸러기다.

성공적인 사회생활을 위해서는 남자도 피부 관리는 물론 화장도 어색하지 않은 시대이다. 필자의 친구인 C는 다소 작은 체격임에도 그야말로 꿀 바른 듯한 피부 덕택에 학창시절부터 인기가 좋았다. 문제는 박사 과정 중인 C가 수면부족에 시달렸다는 점이다. 논문 쓰느라 곧잘 날밤을 새우게 되면서 급격히 체력이 떨어지고 집중력이 저하되는 것을 일종의 감투처럼 당연하다고 여겼다고 한다. 논문만 완성할 수 있다면 무엇이든 바칠 각오였기에 그 정도는 기꺼이 감내할 수 있었다고 한다. 그렇게 30대가 되었고 우여곡절 속에 학위를 받았으나 교수 자리를 얻을 수 없어 초조해하던 어느 날, 문득 자신의 망가진 몰골이 눈에 띄었다고 한다. 논문 쓰느라고 날밤을 새운 지난날들이 한순간 덧없게 느껴졌다고 한다. 근 10년을 투자하고도 얻지 못한 일자리 때문에 그 모든 게 허무하게 느껴졌다고 한다. 이상하게 찾아든 삶의 위기였다.

다행히 C는 일자리를 얻었다. 하지만 지방대학 전임강사가 되기까지 과정은 순탄하지 않았다. 꽤 오랫동안 속칭 보따리장수인 시간강사로 살아야 했는데 그러는 동안 불면증 증세까지 얻은 것이다. 그 바람에 C는 거의 우울증을 앓는 상태까지 갔다가 기사회생하게 된다. 역설적이게도 잠 덕분이었다.

필자가 만났을 때는 그는 막바지까지 몰린 상태였다. 심각한 수면장애를 앓고 있음을 단적으로 보여주는 충혈된 눈에 푸석푸석한 피부까지 도저히 필자가 알던 사람이 아니었다. 잘못된 고집으로 병원에 가지도 않은 채 그 지독한 불면증을 고스란히 겪어내는 중이었다. 뭐 이제 만성이 되어서 불면증이 친구 같다며 웃는 C를 자극할 무엇인가가 필요했다. 잠 못 자는 시간에 공부하면 된다며 모든 조언을 뿌리치던 그를 움직인 것은 '그래서 장가라도 가겠냐'라는 농담 섞인 필자의 충고였다. 남자로서 그의 자존심을 건드린 것이었다. 필자의 지인이었기에 가능한 방법이었다. 그 몰골로 강의를 하러 다니면서 전임자리를 넘보느냐는 말까지 퍼부었다. 사람은 이상한 데서 반응이 오곤 한다. 결국 그는 필자의 충고대로 수면환경을 바꾸고 수면습관을 개선하기 위해 노력을 쏟았다. 덕분에 푹 잘 수 있게 되자 그를 억누르던 그 모든 것이 하나씩 해결되었다. 엉망이 된 채 망가져 보이던 그는 충분한 수면으로 다시 살아나기 시작했고, 마침내 바람대로 전임강사가 되었다. 마치 한 편의 드라마 같은 이야기지만 현실이다. 우리는 이미 소설보다 훨씬 소설 같은 현실을 목격하곤 하지 않았는가. 필자의 지인 스토리 역시 그러하다.

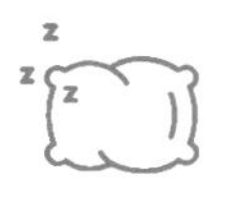

창조적인 성공의 비결은 수면에 있다

예술가에게 중요한 것은 결정적 순간이다. 김동리의 소설 '광염 소나타'에서처럼 불을 질러서라도 만나고 싶은 예술적 영감이 바로 그 결정적 순간일 것이다. 혹은 '광화사'의 화가가 그려내고 싶었던 눈먼 소녀의 눈빛, 화룡점정 같은 것이다. 또는 주식 중개인이었던 고갱이 하던 일을 때려치우던 바로 그 순간이 고갱이라는 세기의 화가를 탄생시킨 결정적 순간일 것이다. 어쩌면 고흐가 자신의 귀를 자르는 결정적 순간 역시 마찬가지…. 예술가에게는 그보다 중요한 것은 없을 것이다. 예술적 영감이 번쩍이는 그 어떤 결정적 순간만이 물이고 불이고 바람일 것이다. 비단 예술가에게만 해당하는 말은 아니다. 탕에 흘러넘치는 물을 보고 밀도를 측정하는 법이 떠올라 알몸으로 뛰어가며 외쳤다는 아르키메데스의 유레카! 순금의 양을 밝혀내라는 왕의 명령을 받고 밤낮으로 고민하던 그에게 닥친 발견의 순간, 또는 떨어지는 사과를 유심히 바라보던 뉴턴의 그 어떤 결정적 순간까지, 그리고 우리가 모르는 그 무수한 발견의 순간들이 쌓여 오늘의 문명이 되었을 것이다.

이처럼 창조적인 순간은 일종의 집념이 만들어낸 것이라 할 수 있다. 탕에 흘러넘치는 물처럼 우연일 수도, 방화도 마다하지 않는 고의일 수도 있는 그 영감의 순간은 사실 집념의 소산인 것이다. 말하자면 창조적 작업에 몰두하는 예술가나 과학자들의 무의식까지 자극해 그 어떤 결정적 순간에 홀연히 깨닫게 되는 셈이다. 그런데 그 홀연한 깨달음을 때로는 수면이 제공하기도 한다. 예술가들과 과학자들이 그토록 갈구하는 그 어떤 결정적 순간은 충분한 수면이 선사하는 것이다.

영국 엑세터 대학 연구에 의하면 수면은 기억을 저장하는 데 도움이 될 뿐 아니라 기억에 더 잘 접근할 수 있게 해주기도 한다는 것이다. 잠을 자고 일어나면 깨어 있을 때 기억하지 못했던 사실들을 떠올리는 확률이 더 높아진다고 2015년에 발표했다.[4] 수면은 예전에 생각나지 않던 것을 기억나게 할 가능성을 거의 두 배 높인다고 한

---

4) University of EXERTER ; Sleep makes our memories more accessible, study shows 'Sleep not just protects memories against forgetting, it also makes them more accessible' is published in the journal Cortex.(July 27th, 2015)

다. 이것은 밤사이에 일부 기억들이 더 선명해진다는 것을 암시하며 또한 수면이 창의성을 향상시키는 역할을 한다는 것이다. 그러니까 수면이야말로 아르키메데스가 발견한 흘러넘친 물이며 뉴턴의 눈앞에 떨어진 사과인 것이다.

웹툰 작가인 D에게도 그런 순간이 있었다고 했다. 처음 걸음마를 시작한 D군에게 연재의 압박은 실감이 잘 나지 않았고, 아니 마침내 작품을 연재를 할 수 있게 되었다는 기쁨에 힘든 줄도 모르고 매일 밤 작업에 몰두했다고 했다. 그러던 어느 순간 잠도 못 자고 몸이 망가져 있는 자신을 발견했다고 한다. 엄청난 시간을 보낸 것 같은데 기껏 1년 반 만에 벌어진 일이었다. 휴재를 할 수밖에 없었던 D는 사실 스스로 알고 있었다. 건강상의 문제라고 대외적으로 알려졌으나 실은 작품이 더 이상 진척되지 않는 상태가 더 문제였다. 태어나 처음으로 자신이 빨리 소모되었다는 느낌이 들었다고 했다.

결과적으로 D는 자신의 첫 연재작품을 완결하지 못했다. 꽤 오랫동안 휴지기를 거친 그는 다른 사이트에서 새로운 작품으로 연재를 시작할 수 있었으나 첫 작품을 완결하지 못해 그는 스스로 깊이 상처받았다. 그나마 깨달은 바가 있어 다행이라며 그가 말했다. 첫 연재는 스스로 부나비가 되어 몸을 불살랐지만 그래서 어느 한순간 잿더미가 되어 있는 기분이었고, 더 이상 아무것도 할 수 없겠다는 생각에 포기할 수밖에 없었다고 했다. 하지만 새로운 일을 찾게 되면서 잘 자고, 잘 먹고, 운동도 하고 그런 평범한 하루를 보내던 중 그는 어느 날 빙긋이 웃었단다. '아 이게 유레카인가?'라면서. 웹툰 작가의 길을 정리한다 하면서도 그의 무의식 깊은 곳에서는 무언가를 찾고 있었나 보다. 그렇게 그는 웹툰 작가로 재기할 수 있었다. 뿐만 아니라 처음의 실패를 교훈 삼아 절대 무리하지 않고 꼬박꼬박 잘 자고 산책도 하면서 지금까지 단 한 번의 휴재도 없이 순항 중이다.

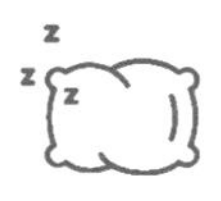

투잡을 성공시킨 숙면의 힘

투잡Two Job을 뛰는 이를 안다. 한때 직장동료인데 학자금 융자를 갚아야 한다며 퇴근 후 과외를 한다고 했다. 아르바이트 수준의 과외가 아니었다. 확실한 투잡이었다. 꽤 빡빡한 직장이었기에 지켜보는 입장에서 좀 아슬아슬했다. 신체 건장한 남성이 아니라, 작고 마른 여성이었기에 더욱 그러했는지도 모르겠다.

그녀는 아직도 투잡 중이다. 특별히 건강한 체질은 아니었다. 겉모습만으로는 금방이라도 구급차에 실려 간다고 해도 이상하지 않을 정도였다. 조금만 피곤하면 편도선이 붓는다는데 투잡을 그만두지 않는 게 일견 신기하기까지 했다. 벌써 10년이 가까워 오는데 학자금 융자는 벌써 다 갚았을 것이다. 무엇이 그녀를 계속 투잡의 세계에 있게 하는 걸까? 혹은 그녀에게 무슨 말 못할 사연이라도 있는 걸까? 실례일 수도 있지만, 큰마음 먹고 직접 물어보았다.

그녀는 투잡을 계속하는 말 못할 사연 같은 건 없다고 했다. 그저 하던 일이고 이제는 익숙해져서 열심히 하는 거라고 했다. 때때로 몸이 힘들 땐 그만해야지라는 생각이 안 드는 건 아니지만 아직까지는 돈 모으는 재미가 더 크다고 했다. 그래도 어느 때고 이게 무슨 부질없는 짓인가 싶으면 그만둘 거라고 했다. 진솔하고도 거리낌 없이 대답하는 모습에서 상당한 자존감을 읽을 수 있었다. 그래서 내친김에 내내 궁금했던 것도 물어보았다.

체력 관리하는 비법이라도 있는가? 투잡을 성공적으로 해낼 수 있는 비법이 혹시 따로 있는가? 그녀는 그런 비법 알면 오히려 자기한테 알려 달라고 했다. 필자는 진심을 꺼내지 않을 수가 없었다. 투잡 하는 사람치고는 너무 초롱초롱하게 보인다고 이야기했다. 무슨 말인가 바로 이해하지 못하는 그녀에게 굳이 설명해야 했다. 멀티 역할을 하는 사람은 어느 한쪽에서는 빈틈이 보일 수밖에 없지 않는가. 사람이 기계가 아닌 이상 멀티 능력을 탁월하게 일정한 수준으로 지속적으로 수행하는 것이 과연 가능하기나 한가? 그녀는 필자의 의견에 맞장구를 쳐주며 인간의 한계를 인정했다. 필자로서는 뭔가 김이 빠지는 느낌이 드는 순간, 그녀가 말했다.

“잘 자면 돼!”

허를 찔린 필자는 말문이 막혔다. 아니 정확히 말하면 쾌감을 느꼈다. 역시 예사롭지 않은 그녀는 “잘 자면 돼!”라는 간단 명료한 진리를 그녀가 직접 말해주니 더 할 수 없이 뿌듯했다. 이미 이야기가 나왔으니 사생활을 꼬치꼬치 묻는 게 될까 봐 삼가던 질문을 퍼붓지 않을 수 없었다. 하루에 몇 시간이나 자는가? 숙면은 취하는가? 잠을 못 자는 경우는 없는가? 등, 그녀는 역시나 대수롭잖게 대답해 주었다. 자신은 복이 없는 축에 속하는데 그나마 누우면 바로 잠들어버리는 복만큼은 타고났으며 그 힘 하나로 여태까지 살아온 것이라고 했다. 잠은 특별히 많이 자지도 적게 자지도 않는데, 컨디션이 안 좋을 때면 과외 가기 전에 단 십 분이라도 차에서 자고 간다고, 그 덕분이라고 했다. 지금까지 투잡의 세계에서 안 밀리고 살아남을 수 있었던 건 단 십 분이라도 숙면을 취할 수 있는 그녀의 타고난 복 덕분이었다. 과연 부러운 복이 아닐 수 없었다.

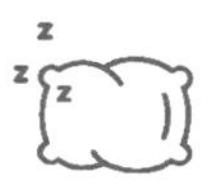

임산부의 수면교란을 진정시키다

최근 10대들의 잔인한 범죄행위에 대한 관심이 뜨겁다. 또래 사이에서 발생하는 범죄행위도 문제이지만, 중학생이 초등학생에게 가하는 위해와 같이 상대적으로 어리고 약한 자에게 가해진 폭력의 경우 그 고의성이 명백하고 악의적이란 게 더욱 문제가 되고 있다. 이런 경우에도 소년법을 적용하면 몇 시간 봉사와 같이 실질적인 처벌이 거의 없는 수준이거나 지나치게 가벼운 것에 대해 여론이 좋지 않다. 문제의 심각성은 소년법을 악용하여 법망을 피해갈 정도로 아이들이 영악하다는 것이다. 이 대목에서 새삼 사이코패스나 공감능력에 대해 관심을 가지지 않을 수가 없다. 잔인하고도 어이없는 반인륜적 범죄행위가 맥락 없이 벌어지고 있으니 어느 부모인들 가슴을 쓸어내리지 않겠는가. 끔찍한 상상이지만 현실이 훨씬 잔인하고 끔찍하기에 설마 우리 아이가 그런 일을 당할까 싶다가도 혹여나 우리 아이가 공감능력이 결여된 것은 아닌가 하는 걱정이 안 들 수가 없다. 물론 기우일 수 있다. 그럼에도 감성지능의 핵심요소인 공감능력의 중요성을 강조하지 않을 수 없다.

잠이 부족하면 기억에 문제가 생겨 결과적으로 알츠하이머 발병 가능성을 높인다고 앞서 언급한 적 있다. 그런데 이처럼 정신을 맑게 하는 수면은 감성지능에도 중요하게 작용한다고 한다. 캘리포니아 대학 연구팀이 2015년 7월 신경과학 저널에 발표한 내용에 따르면 수면부족은 다른 사람의 감정을 정확히 읽는 능력을 현저히 떨어뜨린다는 것이다.[5] 말하자면 공감능력의 결여다. 잠을 적게 자면 본인의 기분이 좋지 않을뿐더러 다른 사람의 어려움에 무감각해진다는 내용이다. 즉 임산부의 심각한 수면장애는 본인만의 문제가 아닌 것이다.

보통 여성 호르몬 기복이 남성보다 심해 불면증을 겪는 비중도 여성이 월등하다고 한다. 특히 신체적으로 정신적으로 많은 변화를 겪게 되는 임신 기간 동안 80% 여성이 불면증에 시달린단다. 임산부 대부분이 수면장애를 겪는 것이다. 주로 임신 초기 낮에 너무 졸려

5) The sleep-deprived brain can mistake friends for foes By Yasmin Anwar, Media Relations.(JULY 14th, 2015)

서 일상생활에 지장을 받는데, 이는 임신 주기를 관장하는 여성호르몬인 프로게스테론이 많이 분비되어서 나타나는 증상이다. 임신 말기에는 부른 배 등 신체의 변화로 인해 제대로 잠들지 못한다. 그런데 임신 초기 쏟아지는 잠은 태아를 자궁 내에 안전하게 자리 잡게 도와주는 호르몬 영향이므로 서너 달 후면 저절로 사라지고, 임신 말기 수면장애도 출산과 함께 해결되는 경우가 대부분이다. 문제는 임신 중 가장 피곤한 시기인 임신 초기에 어떻게 견뎌내느냐이다. 아무 때나 쏟아지는 잠으로 인한 스트레스가 만만찮은데 몸도 피곤하고 화장실 출입까지 잦아져 정말 죽을 힘을 다해 버틴다고 은행원 F가 호소해 왔다.

필자의 거래은행 담당자인 F는 필자를 앞에 두고 업무를 처리하다가 갑자기 잠시만 기다려 달라며 사라졌다. 너무 뜬금없는 경우였는데 한참 만에 돌아온 F가 임신 중이라며 양해를 구했다. 바른수면연구소를 아는 까닭에 진솔하게 현재 상황을 이야기했다. 9년 만에 갖게 된 둘째인데, 첫 임신과는 달리 수면장애가 심각해 휴직을 고려 중이란다. 필자는 수면환경 개선이 도움이 될 거라며 연구소에 한번 들려 달라고 당부했다. 바로 다음 날 연구소를 방문한 F에게서 첫 임신과 달라진 점을 파악할 수 있었다. 문제는 현재 마음 상태였다. 기다렸던 첫 임신과 달리 이번 임신 소식은 좀 뜻밖이어서 많이 놀랐다는 것이다. 게다가 인천 여아 살해사건 보도에 너무 경악해 사춘기를 맞은 첫째 아이의 변화를 예민하게 관찰하며 마음을 졸이던 시기였다고 한다. 이런저런 충격이 한꺼번에 덮친 상황에 호르몬 변화까지 겪으니 수면장애가 안 올 수가 없었다. 직장은 직장대로 과중한 업무부담을 짊어져야 해서 휴직을 고민 중이지만 아직 결정은 못 한 상황이라고 했다. 지금 이 시기만 지나면 된다는 것을 알아서 더 힘들다고 했다. 임신 초기의 피로나 졸음이 시간이 지나면 대부분 사라지는 걸 경험적으로 잘 알아 망설이는데 그러면서 견뎌내는 하루하루가 지옥불과 같다는 것이다. 과연 딜레마였다. 물론 임신 초기에는 무리한 일은 삼가고 몸에서 휴식을 취하라는 반응이 오면 그대로 따르는 것이 좋다. 하지만 휴직이라는 선택이 누군들 쉽겠는가.

F는 수면의 영향을 너무 잘 알고 있어서 오히려 잠을 설치는 경우였다. 특히 자신의 숙면이 태아의 감성지능을 향상시킨다는 것에 집착하여 일종의 강박증세를 보였다. 우리로서는 이런 경우가 가장 난감하다. 너무 잘 알아서 다 잘 하려고 들어서, 그런 강박 때문에 겪게 되는 불면증이었다. 이럴 때일수록 당신이 맞다고 틀리지 않았다고 격려하고 인정하면서 들어주는 게 방법이다. 우리는 F가 지키고자 노력한 수면위생을 하나하나 점검하였다. 대부분 정확하게 실천하고 있었으나 역시 단 한 가지의 문제점을 발견할 수 있었다. 자려고 누웠는데 잠이 안 오면 차라리 일어나 움직여야 된다는 것을 알고는 있으나 임신 후 몸도 귀찮고 생각도 많아져 그냥 누워 있었다는 것이다. 여기서부터 시작하기로 했다.

우리는 잠자기 위한 준비를 다시 세팅해서 수면과 관련된 모든 행위를 마치 의식처럼 소중히 접근하였다. 당신 아기의 두뇌와 정서에 지대한 영향을 주는 잠의 가치는 이제 그만 생각하라. 대신 하나하나 행해야 하는 잠드는 의식 자체에 집중하자고 기나긴 상담을 하였다. 그리고 푹 잘 수 있도록 환경을 만들어 주는 것 역시 빼놓지 않았다. 그 덕분인지 혹은 호르몬의 변화인지 어쩌면 F 내면의 어떤 변화 때문인지 이후 F는 잠자리에 드는 의식에 집중하면서 비교적 쉽게 잠들 수 있었다고 한다. 임신 초기 발생하는 수면장애를 현명하게 이겨내기 위해서는 수면환경 개선만큼이나 어쩌면 충분히 얘기를 들어줄 누군가가 필요한지도 모르겠다.

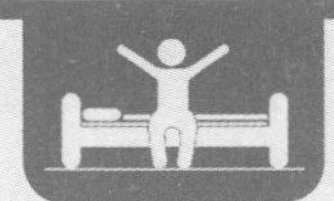

Good Sleep

#숙면에 좋은 습관

자기만의 규칙적인 수면습관

기상시간과 수면시간은 개인차가 크기 때문에 누구에게나 자신에게 맞는 수면패턴이 있다. 규칙적으로 잠자리에 드는 습관을 들이면 일정한 신체 리듬이 생기면서 안정적인 일상을 이어갈 수 있고 주말에도 잠자는 시간이 불규칙해지거나 수면부족 상태가 되지 않는다.

적정한 침실 온도

침실은 너무 춥거나 덥지 않도록 온도를 일정하게 유지하는 것이 좋다. 쾌적한 수면을 위한 적정 온도는 실내 18~22℃, 습도는 45~55%가 적당하다. 특히 습도가 높으면 실내에 곰팡이가 생기기 쉬우므로 보일러를 이용하거나 제습기를 사용해 습도를 낮추어야 한다.

침실 조명

주변 환경이 어두워야 뇌가 잠이 들 시간임을 인지하므로 가능하면 침실은 최대한 어둡게 빛을 차단해야 한다. 직접 조명보다 간접 조명, 그리고 형광등보다 백열등이 낫고 스탠드를 침대 옆에 두면 자는 사람을 방해하지 않고 책을 읽거나 활동할 수 있다.

비타민과 미네랄 함유 음식 섭취

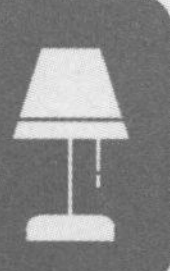

식사는 수면과 서로 긴밀한 연관성을 가지고 있다. 영양소가 부족하면 건강에 문제가 생기거나 우울증과 불면증에 걸리기 쉽기 때문에 비타민과 미네랄을 함유한 식품을 섭취하는 것이 도움된다. 과일이나 채소, 달걀이나 우유, 견과류는 수면에 도움이 되는 성분이 풍부하다.

잠자기 3시간 전에 식사 마치기

식사를 하면 위가 활발하게 움직여 잠이 드는 것을 방해하기 때문에 최소 3시간 전에 식사를 마치는 것이 좋다. 고기류는 대사 활동을 높이는 기능을 하고 소화되는 시간이 길기 때문에 저녁을 늦게 먹는 경우 가볍게 먹어야 한다. 따뜻한 우유 한 잔은 칼슘을 보충해 스트레스를 해소하고 쉽게 잠들게 한다.

적당한 운동

저녁에 적당하게 운동하면 육체를 적당히 피로하게 만들어 잠이 잘 오고, 운동 후에는 엔도르핀이 증가해 기분을 환기하여 정신적으로도 잠이 잘 오는 상태를 만든다. 오히려 격렬한 운동은 숙면을 방해할 수 있어 가벼운 산책이 적당하며 최소한 잠자리에 들기 3시간 전에는 운동을 끝낸다.

심신을 편안하게 하는 목욕

자기 전에 목욕이나 반신욕을 하면 혈액 순환이 활발해지고 근육 뭉침이 해소되어 심신을 편안하게 한다. 목욕 후에는 졸음이 오기 때문에 숙면에 효과적이고 목욕 대신 족욕도 가능하다.

친환경 소재의 편안한 잠옷

알레르기를 일으키는 소재나 합성섬유는 피하고 통기성이 좋은 친환경 소재를 선택하는 것이 좋다. 자는 동안 여러 번 자세를 바꿀 수 있어 가능하면 움직임에 지장을 주지 않는 편안한 차림이 좋다.

숙면의 핵심은 신중한 침구 선택

침구는 직접 몸에 닿는 이불이기 때문에 가능하면 기능성 제품을 골라야 한다. 수면 중 체온을 일정하게 유지해주는 보온성, 배출된 땀을 흡수하는 흡습성, 몸에 부담을 주지 않는 경량성은 물론 피부에 기분 좋은 감촉을 선사하는 침구를 선택하는 것이 숙면을 위한 가장 중요한 요소이다.

3부

당신의 수면부채를 해결해 드립니다

z
z
z

Good Sleep
Good Life
SOLUTION

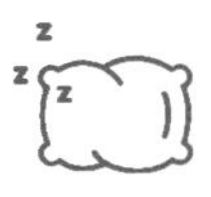

잘 자기 위한 노력이 필요하다

모두들 잘 자기를 꿈꾼다. 그러나 수면부족, 수면장애, 불면증 등 잠에 대한 많은 불편과 고충은 마음먹는다고 쉽게 해결되는 것은 아니다. 잠을 잠으로써 뇌를 활성화하고 그 능력을 향상시켜 온 인간은 잘 자고 싶은 간절함을 모아 수면과학 또는 수면의학이라는 이름으로 연구를 전개해 왔다. 그리고 그 연구를 바탕으로 수면산업도 시작했다. 수면과학, 수면의학, 수면산업 모두 잘 자고 싶은 간절함의 표상일 것이다. 다르게 말하면 그만큼 우리가 못 자고 있다는 것이고, 잠 때문에 괴롭다는 의미다. 어쩌면 한계치에 와 있는 수면으로 인한 고통을 해결해야 할 때인 것이다. 잠 때문에 고통스러워 뭐라도 해보지 않을 수 없는 이들이 잠에 대한 간절함을 일상의 노력으로 바꿔야 할 때이다. 그러기에 우리는 수면의 기본원리부터 확인해야 한다.

수면의 원리는 간단하다. 수면과 각성의 리듬이 체내시계와 수면물질에 의해 조정된다는 것이다. 밤이면 졸음이 오고 아침이면 눈이 떠지는 것이 바로 체내시계의 작용이다. 수면물질이란 우리 뇌에 축적되는 피로도 같은 것으로 이해해도 무방하다. 깨어 있을 때 뇌에 쌓여 졸음을 유발하는 수면물질은 잠자고 있는 동안 분해된다. 그렇게 뇌에 쌓인 수면물질의 양이 줄면 눈이 떠지는 것이다. 마치 소화기관의 작용처럼 우리 뇌는 수면과 관계하고 있다. 그런데 이런 수면, 각성의 메커니즘 때문에 아무리 많이 잠을 자더라도 미리 잠을 자두는 것은 불가능하다. 일주일 치 양식을 미리 소화할 수 없는 것과 마찬가지이다. 우리는 일어나 있는 동안 쌓인 수면물질을 하루하루 잠을 잠으로 처리하고 있을 뿐이다. 따라서 날마다 수면과 각성의 리듬을 반복하는 인체가 어느 순간 수면물질을 해결하지 못하게 되면 탈이 나게 된다.

수면부족, 수면장애, 불면증 또는 수면부채 등으로 불리는 이 증상이 유발하는 다양한 질환 중 암과 치매에 관한 연구는 비교적 명확하다. 우선 수면을 충분히 취하면 몸속 면역세포가 암세포를 공격해 암세포의 증식을 억제한다. 그러나 수면이 부족하게 되면 면역세포의 기능 저하로 암세포 증식을 억제하기 힘들어진다. 실제로 수면시간이 6시간 이하인 사람은 수면시간이 7시간 사람보다 유방암의 위험률이 1.67배 높다는 일본 연구조사도 있다. 수면부족으로 인한 치매의 발병도 비교적 간결하게 설명할 수 있다. 알츠하이머 환자의 뇌에서 발견되는 아밀로이드 플라크의 주성분인 아밀로이드 베타는 낮에 뇌 내에서 발생한다고 한다. 그리고 자고 있는 동안 뇌로부터 배출된다. 그러나 수면시간이 부족한 경우 아밀로이드 베타가 배출되지 못하고 뇌 내에 축적되어 치매를 발생시킬 수 있다. 즉 아밀로이드 베타를 효과적으로 제거하기 위해서라도 적정한 수면이 필요하다.

물론 수면부족이 신체질환과 관계된 것만은 아니다. 잘 자지 못하는 고통을 해소하고 잘 자기 위한 노력의 일환으로 진행된 연구는 수면이 인간의 기억, 정서, 창의성에 아주 중요한 차이를 만들어낸다는 결과를 발표하고 있다. 이제 수면이라는 무궁무진한 가능성의 초입에 막 들어선 것이다. 잠으로 인해 고통스러운 만큼 역설적이게도 수면의 가치는 상승할 것이다. 그러기에 더더욱 잘 자기 위한 노력이 필요한 때이다. 앞으로 전개될 이야기는 일상적이고도 구체적인 그 노력의 결과물이다. 잘 자기 위해 벌여온 단호하고도 거침없는 그 시도들을 직접 확인할 수 있을 것이다.

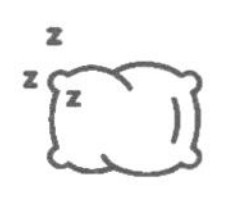

수면위생에 충실하라

뇌의 신비는 우주의 신비만큼이나 규명되지 않고 있다. 어떻게 이 우주가 탄생하여 어떻게 태양계가 형성되었으며 어떻게 지구라는 이 작은 별에서 인류가 진화한 것인지 과학자들이 연구하고 연구해도 밝혀지지 않는 미지의 영역이 존재하듯 인간의 뇌 역시 그러하다. 확실한 것은 뇌에 휴식이 필요하며, 수면이 가장 좋은 휴식이라는 점이다.

수면의 기본은 개인마다 적정 수면시간이 다르다는 것이다. 그리고 사람마다 다른 식습관을 갖고 있는 것처럼 우리는 저마다 다른 수면습관을 갖고 있다. 그 다른 수면습관으로 인해 누군가는 질 좋은 수면을 취하고, 누군가는 질 나쁜 수면으로 힘들어한다. 그래서 전문가의 의견에 귀를 기울이게 된다. '소식'이 장수에 좋다는 연구 결과가 있듯이 성인의 경우 7시간 정도가 적정 수면시간이라는 연구결과가 있다. 그런데 일반화할 수는 없다. 어디까지 개별적으로 다른 경우이고 어디까지 전문가의 의견으로 신뢰해야 할까. 어려운 일이다.

명백한 것은 현대인들은 언제나 바쁘고 바빠서 잠잘 시간이 부족하다는 현실이다. 잠잘 시간이 부족한 우리에게는 수면의 만족도를 높이는 것만큼 중요한 것은 없다. 따라서 숙면을 취할 수 있는 모든 방법을 동원해 수면환경을 개선해야 할 것이다. 그래서 나온 게 수면위생이다. 잠을 잘 자기 위한 기본원칙으로 정리해 보면 다음과 같다.

수면위생

1. 같은 시간에 잠자리에 들고 정해진 시간에 일어나도록 한다. 아침에 눈을 뜨면 바로 일어나 밝은 빛을 쬐면 잠이 깨는 데 도움이 된다.

2. 낮 시간에 규칙적으로 운동한다. 주로 햇빛이 비치는 시간대

에 30분에서 1시간 정도의 산책이 좋다. 취침 직전 격렬한 운동을 피해야 한다. 운동 자체가 자극되어 잠들기 힘들어진다.

3. 커피, 홍차, 녹차, 핫초코, 콜라, 에너지 드링크 등 모든 카페인 음료와 초콜릿을 피한다.

4. 낮잠은 30분에서 1시간 이내로 한정한다. 이 이상 길어지면 밤에 자는 게 곤란해진다. 정말 피곤할 때 낮잠이나 쪽잠을 활용하자.

5. 저녁에 과식하지 않는다. 과식 자체가 자극되어 잠들기 힘들어진다. 잠자리에 들기 전 따뜻한 우유 한 잔, 혹은 치즈 한 장 정도는 잠드는 데 도움이 된다.

6. 저녁 7시 이후에는 담배를 피우지 않는다. 흡연은 정신을 흥분시켜 수면을 방해한다.

7. 침대는 수면 이외의 다른 목적으로 사용하지 않는다. 침대에서 책을 보거나 TV를 시청하는 등 다른 일을 하지 않는다.

8. 술은 숙면을 취할 수 없게 하여 잠자는 중에 자주 깨게 하므로 마시지 않는다.

9. 잠자리에 누워 10분 정도 지났는데 잠이 오지 않으면 자리에서 일어나는 것이 낫다. 다른 장소에서 독서를 하거나 라디오를 듣는 등 비교적 자극이 적은 일을 한다. 그러다 잠이 오면 다시 잠자리에 눕도록 한다.

10. 잠자리에 들 때나 밤중에 깨어났을 때 일부러 시계를 보지 않는다. 강박관념만 한 수면의 적은 없다. 침실에서 시계를 치우도록 하자.

다소 차이는 있겠으나 수면학회에서 발표한 수면위생 또한 위와 대동소이하다. 이것들은 수면을 위한 기본적인 습관에 해당한다. 그런데 의외로 기본적인 수면위생을 지키기 위한 노력도 하지 않으면서 잠이 안 온다고 걱정하는 사람이 많다. 일단은 수면위생부터 지키기 위해 노력해야 할 것이다. 10가지 모두 완벽하게 지키지 못한다 하더라도 노력하다 보면 수면으로 인한 어려움이 조금씩 극복되어 갈 것이다.

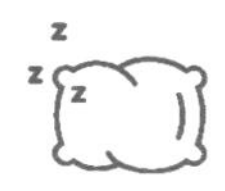

수면의 질을 높이는 수면수칙 세 가지

"새 나라의 어린이는 일찍 일어납니다. 잠꾸러기 없는 나라 우리 나라 좋은 나라"

어린 시절 부르던 동요의 한 소절이다. 요즘 아이들도 이 동요를 부르는지 모르겠으나 일찍 자고 일찍 일어나라는 규칙만큼은 지금도 변함이 없을 것이다. 열심히 살아온 우리 부모 세대로부터 잠에 쫓기는 아이 세대에 이르기까지 모두들 제때 자고 제때 일어나는 게 옳다고 학습받아 왔다. 이처럼 우리는 이미 알게 모르게 잘 자기 위한 기본원칙이라는 수면위생에 노출되어 왔다. 가령 카페인을 섭취하지 말라든가, 자기 전에 따뜻한 우유 한 잔을 마시라든가, 자기 전에 격렬한 운동을 하지 말라든가. 우리는 잘 잘 수 있는 상당한 양의 정보를 갖고 있는 것이다. 그런데도 수면위생이라는 말이 새삼스럽게 여겨지는 건 수면의 가치를 외면했던 사회 분위기에서 온전히 자유롭지 못했기 때문이라 할 수 있다. 그래서 전 세대를 아울러 건강한 수면을 위한 기본에 익숙하면서도 한편으론 수면에 무지한 역설적인 상황을 곧잘 연출하곤 한다. 예컨대 자기 전에 따뜻한 우유 한 잔이 좋다는 게 상식이 될 만큼 익숙하면서도 한편으로는 잘 자기 위해 술을 마시는 사람 또한 많다는 것이다. 이제야말로 잘못된 수면습관을 바로 잡아가야 할 때이다. 그런 의미에서 수면의 질을 높이는 수면수칙 세 가지를 소개한다.

취침 시간과 기상 시간을 규칙적으로 가져가라

불면증이 시작되는 순간은 대개 생활패턴이 바뀔 때다. 이사하거나 학교에 입학했거나 직장을 옮겼을 때 혹은 사업을 시작했을 때 불면증 증상이 발생한다. 즉 규칙적인 생활패턴에 변화가 생겼을 때 불면증이 찾아오기 쉽다. 그래서 불면증에서 벗어나기 위해서는 잠자리에 드는 시간과 아침에 일어나는 시간을 규칙적으로 가져가는 것이 중요하다.

우선 나에게 맞는 수면시간을 찾고, 그 시간을 지키기 위해 노력해야 한다. 사람마다 체질이 다르기 때문에 필요한 수면시간도 다르다는 것은 설명한 바 있다. 보통 권고하는 수면시간은 7시간 이상이지만 사람 체질에 따라서 4시간만 자도 아무런 무리가 없는 유전자를 지닌 사람도 있고 8시간은 자야 피로가 풀리는 유전자가 있다. 따라서 본인에게 적합한 수면시간을 찾아야 한다. 나에게 맞는 적정 수면시간을 찾는 구체적인 방법은 2부에 소개했으니 참고하면 된다. 다만 자고 났을 때 개운하고, 일상생활 중 졸리거나 피로감을 적게 느끼는 것이 본인에게 적합한 수면시간이다.

시간을 찾았으면 자는 시간과 기상 시간을 정하고 그것을 지키기 위해 노력해야 한다. 가령 주말 아침에 늦잠을 자고 싶더라도 만성적인 수면부족이 아니라면 평소 정한 시간에 일어나는 것이 좋다. 당장의 단잠을 놓쳐서 아쉽긴 하지만, 장기적으로 봤을 때 이것이 맞는 선택이다. 당장 단잠을 포기하는 대신 규칙적인 수면습관을 만들어갈 수 있어 주중에 수면패턴이 흐트러지지 않기 때문이다. 무엇보다 규칙적인 수면습관을 가져가는 것이 매우 중요하다.

요약하자면, 정해진 시간에 잠자리에 들고 정해진 시간에 기상해야 한다. 잠이 몰려오는 날이라 하더라도 참고 일어나야지만 수면패턴을 규칙적으로 가져갈 수 있고 이것이 장기적으로 불면증 탈출의 실마리가 된다.

침대는 잘 때만 누워라

침실의 잠자리는 철저히 잠자는 곳이어야만 한다. 잠이 안 온다고 침대에 누워 책을 읽거나 스마트폰을 하거나 무언가를 먹는 것은 불면증에 최악의 행동이다. 우리 몸이 수면 흐름을 기억하기 위해서는 '침대에 눕는다=잠을 잔다'로 인식해야 한다. 이를 위해서 잠자리에서는 무조건적으로 잠자는 것과 부부관계 이 둘만 이루어지는 곳으로 세팅해야 한다. 만약 누웠는데 30분 이상 잠이 오지 않는다면 과감하게 침대 밖으로 나와라. 그리고 다른 자극이 적은, 수면을 부르는 활동을 하다가 다시 잠자리에 드는 것이 낫다.

잠이 올 만한 자극적이지 않은 반복 활동은 서랍장 정리, 퍼즐 맞추기, 가벼운 샤워 혹은 족욕 등이 있다. 또 가볍게 신문이나 잡지 등을 읽을 수도 있다. 어느 정도 졸린 기운이 몰리면 다시 잠자리에 누워서 잠들기를 시도해보자. 여기서 핵심은 새로 잠들기를 시도하는 것이지, 잠들기 위한 활동 그 자체가 아니다. 예컨대 서랍장 정리를 청결하게 하라는 것이 아니라, 자극적이지 않은 활동을 통해 잠이 오지 않는다는 생각에서 벗어나라는 것이다. 컴퓨터로 치면 리셋 버튼을 누르는 것과 같다. 잠들기 위한 예비활동을 통해 신체와 두뇌를 리셋해서 잠드는 과정에 진입하는 것에 목적이 있다. 그렇게 편안한 마음으로 다시 잠들기를 시도해보자. 정적이고 잠이 올 만한 평온한 활동으로 인해 잠에 더 쉽게 빠져들 수 있도록 하라.

그런데 이 활동의 궁극적인 목적은 침대는 잠자는 곳이라는 명확한 인식 확립에 있다. 만성불면증 환자의 대부분은 어떻게든 잠을 자야 한다는 강박에 사로잡혀 잠이 오지 않아도 침대에 누워있기 일쑤이다. 이는 오히려 침대에 잠을 자지 않고 머무는 시간을 길게 만들어 '침대에 눕는다=잠을 잔다'는 인체 반응 공식을 무의미하게 만든다. 침대에 누워서 잠들지 않고 있는 시간이 길어질수록 불면증은 만성화될 수 있다. 따라서 쓸데없이 침대에 누워있는 시간을 최소화하고 잠자리에서는 딱 잠만 자는 습관을 들이도록 하자.

눕자마자 잠들 수 있는 상태를 만들자

불면증을 앓는 이들은 잠을 자기 위하여 일찍 잠자리에 드는 경향이 있다. 다음 날 중요한 일이 있으면 더욱 그러한데, 어떻게든 오래 누워 있으면 조금이라도 더 빨리 잠들 수 있을 거라는 막연한 기대감 때문이다. 그런데 이게 불면증에 더 안 좋은 습관이다. 침대에 누워 있는 시간을 최소화하고 침대에 눕자마자 잠드는 상태를 만들 수 있도록 해야 한다. 그러기 위해서는 나에게 적정한 수면시간을 알아낸 다음 정해진 기상 시간과 수면시간에 맞춰 딱 그 시간에 누워서 금방 잠들고 정해진 시간에 깰 연습을 꾸준히 할 필요가 있다. 즉 어느 정도 피곤한 상태에서 잠자리에 들어야 한다. 졸려서 바로 곯아떨어질 것 같은 상태로 잠자리에 들기 위해서는 하루 일과 또한 관리해야 한다. 적정한 운동이 필요하며, 잠 잘 오는 음식 그리고 카페인을 최소화한 음료 섭취가 중요하다.

요약하면 이렇다. 평소에도 눕자마자 잠들 수 있는 상태를 만들기 위해 노력해야 하고, 잠자리에서 빈둥대고 뒤척이는 시간을 최소화 해야만 불면증 극복의 날은 다가올 것이다.

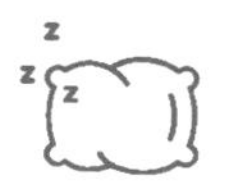

수면부채는 일수 찍듯이 해결하자

수면의 기본은 개인마다 적정 수면시간이 다르다는 것이다. 그리고 깨어 있을 때 뇌에 쌓이는 수면물질을 잠자면서 해결하지 않으면 문제가 발생한다. 이런 맥락에서 수면의학에서는 충분한 수면을 취하지 못해 생기는 건강에 부정적인 누적 효과를 '수면부채睡眠負債'라 한다. 말 그대로 '수면을 빚진다'는 뜻이다. 가령 적정 수면시간이 7시간인 사람이 일주일간 매일 6시간을 잤다면 총 7시간의 수면부채가 발생하게 된다. 대부분 부채가 그러하듯 수면부채 역시 시간이 지나도 자연 소멸되지 않는다. 따라서 수면부채를 갚기 위해서는 자신의 적정 수면시간외 추가수면이 필요하다. 위와 같은 경우는 7일 동안 하루에 한 시간씩은 더 자야 하는 것이다.

실제로 수면에 대해 상담을 하다 보면, 직업의 특성상 평일에 잠이 부족하여 주말에 몰아서 잔다는 내용을 많이 듣게 된다. 과연 평소에 부족한 잠을 쉬는 날 길게 몰아 자면 해결이 될까? 결론부터 말하면 도움이 된다. 평소 부족한 수면을 휴일에라도 더 자둠으로써 수면부채를 해소해야 한다. 하지만 너무 과도한 수면은 수면리듬을 해쳐 다음 날 뜬눈으로 밤을 지새우게 되는 상황을 초래할 수 있다. 그러니 휴일에는 평소보다 2시간 정도 늦게 기상하여 부족한 잠을 보충하는 것이 좋다. 그렇지 않으면 수면부채가 누적되어 참을 수 없는 졸음으로 일을 망칠 수 있으며 자신도 모르게 잠드는 상황을 맞을 수도 있다. 이 말은 수면부채만 잘 갚으면 졸음운전, 만성피로와 같은 현대인의 병을 극복할 수 있다는 의미이기도 하다. 사실 약간의 수면부채는 오히려 제때 잠을 이루게 하는 등 긍정적인 측면도 있다.

그런데 수면부채는 대개 업무 특성상 잠을 규칙적으로 충분히 자기 어려운 사람들이 갖고 있다. 이들은 휴일에 몰아 자는 것으로 수면부채가 해결될 수 없는 상황일 때가 많다. 이런 경우 부채 해결 방법은 갚을 수 있을 때 조금씩이라도 바로바로 갚는 것이다. 즉 날마다 일수 찍듯이 틈틈이 낮잠이든 선잠이든 자야 한다. 이것이야말로 수면부채를 해소하는 효과적이고도 현실적인 방법이다. 가능하다면 30분에서 1시간 정도의 낮잠이 수면부채를 해결하는 데 큰 도움을 준다. 만약 현실적으로 낮잠을 잘 수 있는 환경을 조성하기 어렵다면 10분 정도의 선잠도 괜찮다. 아니면 잠이 들지 않더라도 눈을 감고 누워있거나 편안한 자세로 휴식을 취하는 것만으로도 수면부채의 상당 부분을 해소할 수 있다.

이때 주의해야 하는 것은 강박관념이다. 수면의 가장 큰 적은 수면에 대한 비합리적인 인식, 예컨대 반드시 몇 시간을 자야 한다는 일종의 강박관념이다. 낮잠을 자야 된다는 강박관념을 가지면 오히려 잠이 더 달아나니 편안한 마음으로 눈을 감고 휴식을 취하는 것이 좋다. 잠을 자지 않더라도 쉬는 것만으로 충분히 재충전할 수 있고 잠을 자는 것과 같은 효과가 있다는 자기암시가 필요하다.

빚도 쌓이면 이자가 눈덩이처럼 불어나듯이 수면부채도 그때그때 해소하지 못하면 건강에 큰 부담이 된다. 그러니 할 수 있는 한 조금씩 내 몸에 쌓인 수면부채를 상황이 허락하는 한 털어낼 수 있도록 해 보자. 그리 어려운 일은 아니다. 지금 당신이 앉아 있는 책상에서 잠시 엎드려 보거나 지금 타고 있는 지하철에서 잠시 눈을 감으면 될 일이다.

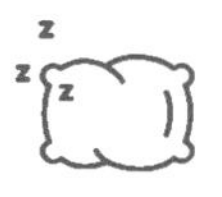

불면증,
강박을 버리고
습관을 가져라

불면증 극복의 가장 큰 적은 바로 불면증에 대한 두려움이다. 불면증에 시달리는 사람들은 불면증으로 인하여 내 삶이 엉망이 되었고, 나의 불면증은 세상 누구보다 심각하고 특별하기 때문에 도저히 치유할 수 없다는 생각에 빠져있다. 그러나 이런 생각이야말로 불면증을 가속화하고 낫지 않게 만드는 가장 큰 적이다. 자신을 불면증 환자라고 규정짓고 잠을 적으로 여기는 행위를 할수록 잠과는 더욱 친해지기 어렵다. 주변에 절대 '저는 불면증이 있어서요' 내지는 '내가 잠을 얼마나 못 자는지'에 대해 과장해서 이야기하지 마라. 이런 행동이 자신을 더욱 불면증에서 극복할 수 없는 사람으로 만든다.

마음을 의도적으로 가볍게 먹을 필요가 있다. 불면증을 별거 아닌 것으로 생각해야 극복할 수 있다. 모든 운동은 힘을 빼고 긴장을 풀고 해야 결과가 좋은 것과 마찬가지다. 야구도 타석에 들어서서 '이번 공은 어떻게든 홈런을 칠 거야'라는 생각으로 스윙하면 힘이 많이 들어가고 의욕이 앞서 삼진아웃 될 확률이 높다. 오히려 가벼운 마음으로 평소 루틴대로 공에 맞춘다는 느낌으로 어깨에 힘을 빼고 자연스럽게 스윙을 해야 담장을 넘기는 홈런이 된다. 불면증도 마찬가지다. 나는 지금 불면증에 시달리고 있고 이를 어떻게든 극복해야 한다고 심각하게 생각하는 순간 불면증 극복의 길은 요원해진다. 가볍게 지금 잠시 잠이 잘 오지 않는 상태이지만 나는 조만간 언제 그랬냐는 듯이 푹 잘 수 있다고 생각하고 행동해야 불면증을 극복할 수 있다.

불면증 때문에 고생하는 많은 사람들이 하는 실수가 일과 자체를 불면증에 맞게 세팅하는 것이다. 가령 저녁 약속이나 여행 또는 출장에 극도로 민감하게 반응한다. 불면증을 극복하기 위해 철저히 짜놓은 스케줄에서 벗어났을 때 화를 내며 이것이 내 불면증을 악화시키고 인생을 망가뜨린다고 생각한다. 하지만 오히려 그런 생각이 불면증을 강화시킨다. 오늘은 몇 시에 잠들지? 어제 몇 시간 잤지? 이걸 마시면 오늘 밤에 잘 잘 수 있을까? 불면증에 초점을 맞춘 신경쇠약과 같은 이런 상념들로 머릿속이 엉망이 되곤 한다. 그런데 반전은 뜻밖에서 오는 법이다. 갑자기 떠나게 된 출장 중에 불면증을 극복했다는 경험담도 많다. 정신없이 출장이나 여행 스케줄을 진행하다 보니 이러저러한 것들을 생각할 여유조차 없었는데 의외로 밤에 잠이 잘 온다는 것이다!

불면증에 대한 강박으로 자유로워지는 것이 불면증 탈출의 시작이다. 하루 잠 못 잔다고 인생이 엉망이 될 거라고 여기지 말고 잠깐 지나가는 감기와 같다고 생각할 필요가 있다. 작은 성과에도 자신을 칭찬해주고 수면위생을 어겼다고 죄책감을 느끼지 마라. 낮잠을 안 자는 것이 불면증에 좋다고 했는데 잠시 낮에 잠들었다고 자책할 것이 아니라, 오늘 밤에도 지금처럼 잘 잘 수 있을 거라며 긍정적으로 생각하는 것이 도움이 된다. 그리고 어제보다 조금이라도 더 잘 잤으면 나는 나아지고 있고 금방 잘 수 있다 생각하여 그에 알맞은 습관을 지키도록 하자. 그 일차적 습관이 바로 수면위생이다. 그중 특별히 유의해야 할 것은 온갖 종류의 강박으로부터 자유로워지는 것이다.

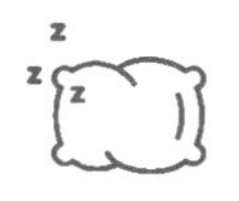

시간은 확인하지 않는 것이 좋다

현대인들의 필수품이라는 시계는 우리 몸의 일부와 같다. 우리는 신발을 신지 않고 밖으로 나가지 않듯이 시계를 챙기지 않고 외출하지 않는다. 심지어 집 안에서도 어디서든 눈에 띄기 쉬운 곳에 디지털 시계를 놓아둔다. 그런데 요즘은 스마트폰이 더욱 사람과 밀착되어 시계 역할을 대신하고 있다. 많은 이들이 손목시계 대신 스마트폰으로 시간을 확인하고 알람시계로도 사용한다. 수면 전문가 입장에서는 상황이 더 나빠진 경우이다.

수면위생 중 하나가 시간을 확인하지 않는 것이다. 불면증에 대한 강박관념이 있는 사람이 시계를 보게 되면 잠을 자지 못한 것에 대해 걱정하게 되고, 걱정을 하게 되면 긴장이 되어 잠이 더 오지 않게 된다. 잠들고 싶은 열망이 강할수록 시계를 확인하게 되고, 그러면서 앞으로 잘 수 있는 시간을 계산하게 되는 경험이 모두 있을 것이다. 특히 수면장애를 겪는 사람일수록 시도 때도 없이 시간 계산을 하곤 한다. 몇 시부터 잠을 자지 못하고 깨어있었다거나 앞으로 자도 고작 몇 시간에 불과하다는 생각을 하고, 그 조차도 못 자면 내일 또 힘든 하루가 될 것이라는 생각을 한다. 생각하면 할수록 정신이 더 또렷해지고 초조한 마음에 잠이 더 달아나는 이 악순환에서 벗어나야 한다.

차라리 시계를 치우자. 벽시계는 물론 스마트폰도 침실에서 가장 멀리 옮겨 두자. 알람기능이 필요하다면 가족의 직접적인 도움을 받도록 하자. 밤중에 비상상황이 발생할 수도 있는데 휴대전화를 잠자리에서 멀리 두는 것이 불안한 이도 있을 수 있다. 하지만 지금 당신에게 무엇보다 중요한 것은 숙면이다. 어느 정도 건강한 수면습관을 체화하기 전까지는 숙면을 방해하는 모든 것으로부터 멀어지는 것이 급선무이다. 말이 거창해서 그렇지 의외로 간단하다. 잠자리에 든 순간부터는 시계를 확인하지 않고 편안한 마음을 가지면 된다. 밤중에 울리는 비상상황이라는 게 그렇게 일상적인 일은 아니다. 긴급 상황을 염려해 평소의 잠조차 제대로 잘 수 없다면, 정상적인 숙면환경을 위해 시계를 멀리 두는 것조차 꺼림칙한 그런 삶이라면 뭔가 문제가 있는 것이다. 아니 삶의 문제가 아니라, 그런 강박을 갖는 당신이 문제다. 가만히 짚어보라. 지금 당신의 잠을 방해하는 것은 혹시 당신 자신이 아닌가?

보통 불면증이 있는 경우가 아니라면 대부분 20분에서 30분 정도 뒤척이다 잠이 들기 마련이다. 이때 하루 일과를 복기하며 뇌가 노곤해지기를 기다리는 게 잠을 청하는 데 유의미하다고 했다. 그런데 하루 일과를 떠올려 봐도 계속 잠이 들지 않는다면 과감히 침대 밖으로 나와 잠이 올만한 활동을 하는 게 낫다. 이때도 시계는 쳐다보지 말라. 침대에 오래 누워 있으면 잠에 대한 강박이 생길 수 있으니 어느 정도 시간이 경과한 후에는 침대에서 벗어나라는 의미이다. 의식적으로 시간을 확인하지 말고 새로이 잠드는 모드로 들어가기 위한 준비를 하라. 사람마다 잠들기 위한 활동은 다를 수 있으니 내게 맞는 잠을 잘 자기 위한 루틴을 만드는 것이 좋다. 가벼운 스트레칭으로 긴장된 근육을 풀어줘도 되고, 가만히 앉아서 할 수 있는 정적인 활동도 괜찮다. 퍼즐 맞추기를 하거나 옛날 앨범 들춰보기 등, 그 어떤 경우에도 시계를 확인하지 마라.

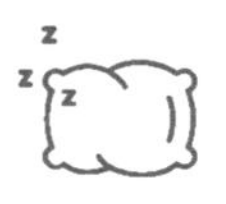

수면장애의 주범은 바로 너, 스마트폰

우리는 수면위생에 알게 모르게 노출되어 있는 덕분에 잘 자기 위해 기울여야 하는 노력에 대해서도 꽤 알고 있다. 빛을 차단하는 암막 커튼으로 제대로 된 수면환경을 조성하는 것, 야식과 흡연을 삼가는 것, 숙면을 방해하는 카페인을 피하는 것 등이다. 상당한 수준의 수면위생을 고려하며 건강한 수면을 위해 노력하고 있는 것처럼 보인다. 그럼에도 나날이 심각해지는 수면장애는 확실히 무엇인가가 잘못되었음을 시사하고 있다. 너무도 익숙한 것이어서 지나쳐버린 사소한 것은 과연 무엇일까? 혹시 당신은 지금 침대에 누워 스마트폰을 보고 있는 것은 아닌가? 그렇다. 의외의 주범은 바로 당신의 스마트폰이다.

2015년 미국학술회보 1월호에 발표된 연구에 의하면 미국인 3분의 1은 잠자리에 들고 나서 5분 안에 전화를 확인한다고 한다.[6] 게다가 스마트폰을 가지고, 혹은 옆에 두고 잠드는 미국인은 무려 71%라고 한다. 우리나라는 훨씬 높은 비율의 인구가 잠자리에 스마트폰을 끼고 있을 확률이 높다. 이럴 경우 수면 호르몬인 멜라토닌 생성이 억제되어 체내 시계를 늦추기 때문에 다음 날의 졸음이 심해진다고 한다. 수면과 각성의 리듬이 체내 시계와 수면물질에 의해 조정된다고 언급한 바 있다. 밤이면 졸음이 오고, 아침이면 눈이 떠지는 체내 시계의 작용 말이다. 그런데 체내 시계가 늦어진다는 것은 밤에 잠드는 시간을 늦추고 아침에 늦게 깨게 한다는 의미이다. 이렇게 되면 출근이나 등교 때문에 일찍 일어나야 하는 사람은 기상 시간을 늦출 수가 없어 수면부족이 필연적으로 발생할 수밖에 없다. 말하자면 수면장애의 근원인 수면부족은 당신이 지금 놓지 못하고 있는 바로 그 스마트폰으로부터 시작된다. 수면 사이클을 유지하게 하는 체내 시계를 제자리에 돌려놓기 위해서라도 지금 당장 스마트폰을 잠자리에서 치워라.

그런데 혹시 당신은 이미 스마트폰을 되도록 멀리 옮겨 놓은 상태인가? 그런데도 수면장애가 해결되지 않았는가? 기본적인 수면위생에 충실한데도 해결되지 않는 불면증이라면 이럴 때 점검해야 할 것

---

6) **허프포스트** ; A Sad Number Of Americans Sleep With Their Smartphone In Their Hand By Alexandra Ma 06/29/201

은 역시 빛이다. 도시에서 생활하는 우리로서는 숙면을 방해하는 일차요인은 빛일 확률이 높다.

간단하면서도 어려운 일이 빛의 차단이다. 작정하고 수면 방을 만들 수 있는 환경이라면 손쉽게 해결될 수 있다. 그러나 그런 형편이 아니라면, 게다가 도시에서 빛 공해를 고스란히 받을 수밖에 없는 환경이라면 어떻게 빛을 차단할 것인가. 암막 커튼으로도 한계가 있는 경우라면? 빛만큼 치명적으로 수면을 방해하는 것은 없다. 빛은 말하자면 공기와 같다. 그런데 공기가 오염되어 있는 경우처럼, 빛이 당신의 좋은 수면을 오염시키는 경우라면 그 어떤 상황보다도 심각한 것이다. 그러니 이렇게 말할 수밖에 없다. 수면환경 개선을 위해서 이사라도 가라. 그런 각오가 필요하다는 의미이다. 안 되면 거주지라도 옮기겠다는 마음, 그것이 불면증 극복의 시작이다. 물론 가장 나쁜, 가장 심각한 경우를 가정한 예이다. 그만큼 수면환경에서 빛의 차단이 중요하다는 의미이고, 또 그 차단이 어렵다는 의미이기도 하다. 그러니 이런 심각한 상황이 오기 전에 미리미리 준비하라. 빛 공해로 인한 수면장애가 오기 전에, 이사까지 가야 할 상황이 오기 전에 미리 할 수 있는 일을 하도록 하라.

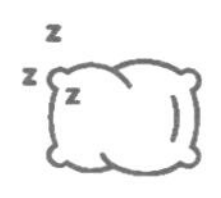

잠자기 전 음주를 삼가라

잘못된 확신만큼 위험한 것은 없다. 의외로 많은 사람들이 수면에 방해되는 최악의 습관을 오히려 도움이 되는 것으로 잘못 알고 있다. 바로 자기 전 음주다. 술에 취하면 알딸딸해지고 기분이 좋아져 잠이 쉽게 온다고 생각하는 것이다. 시급히 바로 잡아야 할 잘못된 수면위생이다. 그런데 자기 전 술이 숙면을 돕는다는 잘못된 인식은 어디서 온 것일까? 보통 반주라고 하는, 밥상에 딸려 나오는 간단한 소주 한 잔이나 막걸리 한 잔으로부터 시작된 것이지 싶다. 산업화 시대 노동의 고단함을 씻어주던 막걸리 한 잔이 와인 한 잔으로 맥주 한 잔으로 계속되어 오다가 마침내 한 잔이 두 잔 되고 석 잔 되는 참상을 부르게 된 것일 수 있다. 어찌 되었든 음주에 관한 잘못된 생각은 수면장애를 겪는 많은 이들을 더더욱 위험에 빠뜨리므로 한시라도 빨리 바로 잡아야 할 것이다.

그런데 한술 더 떠서 수면제 대신 술에 의존해서 잠을 청하는 경우가 빈번하다. 역시 위험한 일이다. 수면 전 음주는 수면의 질을 현격하게 떨어뜨린다. 술을 마시면 나른해지고 졸음이 몰려오는데, 알코올이 우리 몸의 체온을 떨어뜨리기 때문이다. 일반적으로 잠이 들면 사람의 체온이 떨어지게 되는데, 술을 마시면 체온이 떨어지면서 잠이 스르륵 밀려온다. 그런데 체온이 오르는 것처럼 느껴지는 것은 혈액이 일시적으로 피부 표면에 몰려 화끈거리기 때문이다. 실제로 체온은 음주 후 더 떨어지게 된다. 즉 신체는 일시적으로는 졸음이 오지만, 알코올은 섭취된 몇 시간 후에 알데히드라는 물질로 바뀌게 된다. 문제는 여기서 발생한다. 알데히드는 교감신경을 자극하여 숙면을 방해한다. 그래서 깊은 잠을 못 자고 자는 중간에 자꾸 깨게 된다. 음주 후 한밤중에 자신의 의지와 관계없이 자꾸 깨게 되는 원인이 바로 알데히드다. 또한 알코올은 이뇨작용이 있어 자는 도중 화장실에 가고 싶어 깨게 되는 경우도 많다. 결국 술은 처음에는 수면을 유도하는 것으로 생각되지만 수면 후반기에 잠을 자주 깨게 하며 수면무호흡증을 악화시킬 수 있다. 결론적으로 음주는 수면의 질을 떨어뜨리고 만성적인 수면부족 상태를 가져올 수 있다. 그러니 피할 수 없는 술자리가 있다면 잠들기 최소 2시간 전에는 종료하고 음주량도 최소화할수록 좋다. 보통 체형의 성인 남성 기준으로 맥주 1병,

보통 체형의 성인 여성 기준으로 맥주 2/3병 이하로 마시는 것이 수면의 질을 생각했을 때 좋다고 한다. 주변에 잠이 안 와서 술을 마신다는 사람이 있으면 꼭 습관을 바꿀 수 있도록 알려주도록 하자.

수면위생 중 가장 왜곡된 것이 술이 숙면을 돕는다는 위험한 생각이라면, 그나마 정확한 것은 야식이 숙면에 좋지 않다는 인식이다. 둘 다 먹거리에 관한 수면위생인데 특이하게 술에 대한 인식만 왜곡된 것이다. 하루라도 빨리 술이 숙면에 좋다는 위험한 생각을 바로잡아 술로 인해 수면장애가 심각해지는 사태만큼은 발생하지 않도록 해야 할 것이다.

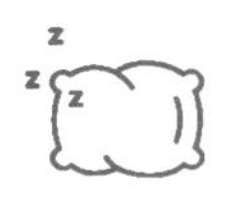

넘쳐나는 카페인 음료를 조심하라

커피공화국이라 불릴 만큼 엄청난 속도로 성장한 우리의 커피산업이 놀랍기는 하다. 고종이 커피를 즐겼던 건 유명하다. 열강들 틈에서 러시아 공사관으로 피신할 수밖에 없었던 그 처지를 생각해보면 카페인 중독자가 되었다 해도 이상한 일은 아닐 것이다. 이렇듯 커피는 많은 이들에게 위로가 되는 음료이기도 하다. 그만큼 커피 애호가도 많다. 하지만 카페인이 숙면을 방해한다는 것은 온 국민이 아는 상식이다.

카페인에 예민한 사람은 커피를 마시면 가슴이 두근거리고 맥박이 빨라지는 느낌을 받게 되는데 각성효과 때문에 그렇다. 낮에 생각 없이 커피를 많이 마시고 나서 밤에 못 자 고생한 경험이 있을 것이다. 식품의약안전청에서는 성인의 하루 카페인 섭취한도를 400*ml* 이하라고 발표했다. 인스턴트 커피 한 봉과 캔 커피 한 잔에 보통 69 *ml*의 카페인이 들어있으니 하루 5잔 정도는 괜찮다고 생각할 수도 있겠지만 이는 어디까지나 한도인 것이다. 건강을 위해서는 하루 1잔이 좋다. 커피를 마셔야만 집중이 된다거나 카페인 중독증세가 있다고 느껴질 때는 조금씩 섭취량을 줄이도록 하자. 디카페인 커피로 바꾸거나 티백의 경우 티백이 물에 덜 우러나게 시간을 줄이는 것도 방법이다.

문제는 각성효과로 숙면을 방해하는 카페인이 얼마나 많은 음료에 첨가되어 있는지 아는 이가 그리 많지 않다는 점이다. 차라리 커피가 낫다. 대표적인 카페인 음료로 인식되어 잠 못 이루는 사람들은 스스로 커피를 삼가하며 조절하고 있다. 홍차와 녹차를 비롯한 각종 차 종류 역시 같은 형편이라 할 수 있다. 차에 상당한 양의 카페인이 함유되었다는 사실을 이제 꽤 많은 이들이 알고 있다. 문제는 카페인이 첨가된 줄 모르고 마시는 카페인 음료들이다. 뜻밖의 음료들 중 하나가 바로 에너지 드링크이다. 온 국민의 피로회복제로 몇십 년간 사랑받아온 B 음료에 엄청난 카페인이 녹아 있다. 물론 그 외 각종 각성음료 에너지 드링크 역시 마찬가지다. 그뿐인가? 우리가 무심결에 먹는 콜라와 초콜릿도 카페인이 녹아 있다. 게다가 건강을 위해 복용하는 헬스보충제, 각종 진통제와 다이어트 약품에도 상당한 카페인이 함유되어 있으니 전문가와 상담이 필요하다.

카페인에 대한 민감도는 사람마다 상당한 차이가 있다고 한다. 카페인을 분해하는 효소 능력이 유전에 의한 것이라 커피 한 잔으로도 민감한 사람이 있는 반면 서너 잔에도 끄떡없는 사람도 있는 것이다. 특히 민감한 반응을 보이는 사람은 초콜릿만 먹어도 잠이 안 온다고 하니 자신의 체질을 정확히 파악해야 한다. 카페인의 흡수 속도는 놀랍기 그지없다. 45분 내에 위벽에서 99% 정도 바로 흡수되는 까닭에 특히 자기 전에 카페인이 함유된 그 어떤 것도 삼가야 할 것이다. 하지만 그 놀라운 흡수력 때문에 더욱 심각한 것이 바로 각성음료이다. 요즘 각성음료가 다양하게 시판되고 있는데 아무리 잠을 쫓아야 하는 상황이더라도 카페인이 많이 함유된 각성음료는 피하는 것이 좋다. 내성이 생겨서 한 병으로 부족해 두 병, 세 병 마셔야 하는 상황이 오게 되면 심혈관계에 치명적일 수 있다. 각성음료가 출시된 지 얼마 되지 않아 관련법이 많이 부족하여 쉽게 마실 수 있지만 그래서 더욱 위험하다. 머지않아 각성음료의 위험성이 알려져 음료에 함유된 카페인을 제한하거나 청소년의 구매를 제한하는 등의 조치가 취해져야 할 것이다.

건강한 수면을 위해서는 카페인 없는 음료를 마시는 습관이 바람직하다. 둘러보면 꽤 많은 종류의 디카페인 음료가 시판되고 있으니 마음만 있다면 쉽게 실천할 수 있는 일이다.

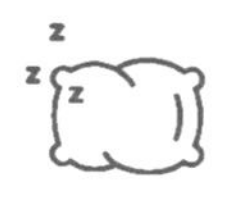

흡연과 야식이 불면을 부추긴다

그리스의 어느 섬, 가파른 절벽을 오가는 버스 기사가 담배를 피우며 한 손으로 곡예운전을 하고 있었다. 그 모습에 경악해 잔뜩 긴장한 외국인 승객에게 현지인 승객은 오히려 껄껄 웃으며 귀한 것이라며 담배를 권했다고 한다. 요는 담배라는 기호식품이 처음 이 땅에 전해졌을 때 받았던 특별대접을 아직도 지구상 어느 곳에서는 받고 있다는 것이다. 귀한 손님에게 담배를 권하는 모습은 오늘날과 같이 흡연이 건강에 위험하다는 인식이 보편화되기 전까지 담배라는 기호식품을 대하던 우리 아버지들의 행동방식이기도 했다.

당연히 흡연은 수면에도 해롭다. 니코틴 각성작용으로 인해 담배를 피운 후 자려고 누우면 오히려 정신이 또렷해지고 잠이 종적을 감추게 된다. 가까스로 잠이 들었다 하더라고 자는 도중 깨게 되어 수면의 질 또한 떨어지게 된다. 금연만이 답이다. 일반적으로 흡연자는 음주를 하면서 담배를 더 피우게 되는 경향이 있는데 이는 숙면을 방해하는 최악의 습관이다. 담배를 피우면서 술에 취하면 수면의 질은 현저하게 떨어지게 되고, 자는 도중 자꾸 깨게 되어 다음 날 정상적인 활동이 힘들다. 따라서 음주와 흡연 콤비는 질 좋은 수면의 적임을 명심하자. 만약 당신이 수면장애를 겪고 있는 흡연자라면 당장 금연을 해야 한다. 그 밖의 나머지 대책은 금연 이후에야 가능하다. 그럼에도 도저히 담배를 끊기가 어렵다면, 적어도 오후 6시 이후에는 담배를 피우지 않게끔 노력하라.

야식이 숙면을 방해한다는 것도 두루 알려져 요즘은 저녁을 예전에 비해 일찍 먹는 이들도 있다. 그럼에도 직업 특성상 늦은 저녁을 먹을 수밖에 없는 이도 있을 것이다. 그들조차 잠들기 적어도 3시간 전에는 저녁 식사를 마치는 것이 좋다. 우리 몸은 식사 중 소화를 위하여 교감신경이 활성화된다. 이후 소화되면서 서서히 부교감신경이 활성화되는데, 이러한 사이클이 돌기 위해서는 3시간 정도가 필요하다. 만약 밥 먹고 바로 잠자리에 들면 교감신경이 활성화된 상태에서 잠을 자야 하기 때문에 잠이 잘 오지 않고 깊은 잠을 자기 어렵다. 몸은 잠을 자기 위해 누웠는데, 몸속은 소화를 하느라 바쁘게 움직여야만 하는 상황인 것이다. 또한 소화가 제대로 되지 않은 상태에서 잠이 들면 수면하는 동안 이뤄져야 할 세포 재생활동이 제대로 수행되지 않아 자고 일어나도 피로가 풀리지 않게 된다. 야식을 배불리 먹고 잔 다음 날 아침까지 속이 더부룩하고 몸이 개운하지 못한 것은 자기 전에 소화가 제대로 이루어지지 않아서이다. 즉 자는 도중 교감신경이 활성화되어 손상된 세포가 재생되는 과정이 제대로 이루어지지 않았기 때문이다.

다이어트 관련 서적을 보면 다들 저녁 6시 이후에는 굶거나 음식 섭취를 최소화하라고 한다. 보통 저녁식사를 일찌감치 하고 소화가 다 된 상태에서 잠들 경우, 자는 동안 필요한 에너지를 보충하기 위하여 지방분해 활동이 일어난다. 반면 자기 전 음식을 섭취할 경우에는 에너지가 충분하다고 판단하여 지방분해 활동이 일어나지 않는다. 말하자면 비만예방을 위해서라도 야식을 먹는 버릇은 고치는 것이 좋다. 부득이 잠들기 전 배가 너무 고파 무언가를 먹어야 한다면 소화가 잘되고 따뜻하고 부드러운 음식이 좋다. 익힌 채소나 데친 두부나 조개류 혹은 지방이 적은 흰 살 생선을 완전히 익혀 먹도록 하자.

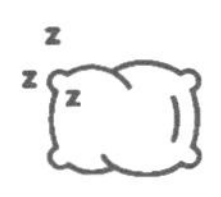

위험한 코골이 개선방법을 찾다

잘못된 수면 상식 중 하나가 '코까지 골면서 곯아떨어졌다'를 아주 잘 잔다는 표현으로 이해하는 경우이다. 너무 피곤하여 곯아떨어지게 되어 코를 골 때는 잘 자는 상황이 아니다. 오히려 반대다. 코를 골면 뇌에 산소가 공급되지 않아 한참을 자도 피로가 회복되지 않는다. 뇌는 잠을 자면서 쉬어야 하는데, 휴식에 절대적으로 필요한 산소가 공급되지 않기 때문에 잠을 자도 피곤한 것이다. 따라서 코 고는 사람을 보면 잘 잔다고 감탄할 것이 아니라 내일 피곤하겠다는 걱정을 해줘야 한다. 단순한 생리습관으로 알았던 코골이가 숙면을 방해할뿐더러 건강을 해칠 수도 있다.

우리나라 성인 중 40%가 코를 곤다는 조사결과가 있다. 건강에 해로울 뿐만 아니라 다른 사람의 숙면까지 방해하는 코골이에 대한 대책이 필요하다. 코골이를 고치는 여러 가지 방법이 있다. 간단하게 수면자세를 바꾸는 것부터 시작해 전문가의 조언을 받아 양압기를 착용할 수도 있을 것이다. 특히 과체중일 경우 살을 빼면 코골이가 많이 개선된다. 보통 코 고는 사람의 이미지를 상상해보면 풍채 좋은 중년 남성이 술에 취해 코를 고는 것이 떠오르는데, 전형적인 코 고는 조건이다. 체중이 증가하면 코를 골 확률이 높아진다는 것이다. 살이 찌면 기도에도 살이 찌게 된다. 그러면 공기가 오가는 통로가 막히게 되어 공기의 흐름이 원활하지 못하여 코를 골게 된다.

이 외에 코골이를 없애는 여러 방법들이 소개되고 있는데 특히 2015년 영국 일간지 텔레그래프가 보도한 코골이 방지 방법[7]에 주목해봄 직하다. 다소 과격한 방법이기는 하지만 과학적으로는 타당하기에 소개한다.

비행양말을 신어라

캐나다 토론토대학 연구진이 발간한 보고서에 따르면 비행양말이 코골이를 예방해준다고 한다. 종아리까지 오는 비행양말은 장거리

---

7) '코골이를 멈추게 할 다섯 가지의 방법' 에서 재인용(한국일보, 2015)

비행 때 피가 응혈 되는 것을 막아줄뿐더러 코골이와 연관된 폐쇄성 수면무호흡(OSA)에 대한 대책이 되기도 한다. 다리 아래쪽에서 발생해 밤사이에 목 주변으로 흘러와 코골이를 악화시키는 체액의 양을 비행양말이 줄여준다. 토론토대학 연구진들은 낮 동안 비행양말을 신은 사람은 폐쇄성 수면무호흡으로 숙면을 방해받을 일이 거의 없다고 밝혔다.

테니스공을 등 뒤에 대고 누워라

똑바로 누워 자는 사람은 혀와 연조직이 공기가 통하는 경로를 막을 가능성이 더 크기에 코를 더 자주 골게 된다고 한다. 이를 막기 위해 잠잘 때 입는 옷 뒤에 테니스공을 붙이면 효과가 좋다. 잘 때 등이 불편해져서 억지로라도 옆으로 누워 자게 되기 때문이다. 결국 옆으로 누워 자는 것이 습관이 되어 더 이상 테니스공이 필요 없어져야 한다.

노래를 불러라

노래 부르기가 코를 고는 사람들의 수면의 질을 향상시킬 수 있다. 노래 수업을 받게 되면 코골이 진동을 만들어내는 근육-연구개, 혀, 비강, 구개인두궁(입을 크게 벌렸을 때 뒤쪽 위편 아치형으로 생긴 근육) 부분에 탄력이 생긴다는 주장이다. 영국 의료당국에 따르면 규칙적으로 노래를 부르는 것이 코 고는 사람에게 도움을 준다고 한다.

입에 강력테이프를 붙여라

코골이는 주로 입을 벌리고 잘 때 빈번하게 일어나는데, 이는 연구개가 공기가 통하는 입구를 막기 때문이다. 이럴 때는 입을 닫은 채로 자는 게 해결책이다. 다소 과격하기는 하지만 입에 테이프를 붙이는 것도 한 방법이다.

새 베개를 장만하라

코를 심하게 고는 사람들은 깨끗한 베개를 사용해야 한다. 베개에 묻어 있을 알레르기 유발 항원들이나 집 먼지, 진드기가 코골이의 원인이 될 수 있다. 6개월마다 새 베개로 바꿔주는 게 좋다.

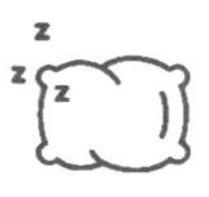

수면제의 유혹을 뿌리쳐라

불면증 때문에 밤이 괴로운 많은 이들이 수면제에 의존하고 있는 현실이다. 수면제 한 알의 유혹은 그만큼 크다. 밤새 뒤척이다 뜬눈으로 새벽을 맞는 고통을 알약 하나만 먹으면 벗어날 수 있다는데 누군들 혹하지 않겠는가? 게다가 불면증을 호소하는 이에게 수면제를 처방해주는 의사도 많다. 여러모로 수면제가 불면증 환자에게 도움이 되는 것이 확실하다. 그럼에도 필자는 수면제 복용을 권장하지 않는다. 이 무슨 역설적인 말인가 하면 어쩔 수 없는 상황을 제외하면 수면제 복용을 자제해야 한다는 의미다. 의사의 처방이 잘못되었고 수면제가 나쁘다는 것이 아니다. 다만 불면증이 다른 질환이나 영향으로 발생한 것일 수 있음을 고려해야 한다는 것이다. 불면증에 시달릴 경우 병원에 가서 전문의의 도움을 받아야 마땅하다. 그렇지만 불면증 환자들을 상담하고 경험한 바를 바탕으로 필자는 수면제를 삼가라고 권할 수밖에 없다. 수면제 부작용이 만만찮은 까닭이다.

수면숙취 현상

수면제의 부작용 그 처음은 수면숙취 현상이다. 수면제를 먹고 자면 잠은 들지만 개운하지 않은 경험이 있을 것이다. 이른바 수면숙취 현상이라고 하는데 잠은 잤지만 잠의 본연의 목적인 피로회복이 수반되지 않는 경우를 말한다. 불쾌한 수면숙취 현상은 피로회복이라는 수면의 본질적인 목적이 달성되지 않는 상황인 것이다.

중독 현상

수면제는 다른 약물과 마찬가지로 중독될 가능성이 있다. 수면제를 복용하다 보면 일정 기간이 지나면 원래 먹던 양을 먹으면 잠이 잘 오지 않아 점차 양을 늘려야 하고, 오랜 기간 반복하다 보면 복용의 효과가 미진하게 나타나는 것으로 이어진다. 이전과 똑같은 효과를 위해선 양을 점차 늘려야 하는데 이는 당연히 건강에 좋지 않다.

우울증

가장 심각한 문제는 수면제를 장기복용하면 우울한 기분이 지속

된다는 점이다. 수면제를 먹고 자면 깊게 잠을 못 자고 얕은 잠을 오래 자게 되는 경우가 많아 컨디션이 떨어지는 증상이 나타날 수 있다. 피로를 회복하여 다시 생기 넘치는 생활을 하는 게 잠의 목적이라는 점을 상기해볼 때, 수면제를 먹고 자는 잠은 그 목적에 맞지 않는다. 특히 수면제를 장기복용한 사람의 자살확률이 더 높다는 연구결과가 있을 정도로 수면제는 일상의 기분과 연관되어 있다.

위 세 가지 이유로 수면제 복용을 추천하지 않는다. 이미 의사의 처방을 받아 복용 중이라면 줄여갈 것을 권한다. 약물 대신 생활습관의 변화로 불면증을 극복할 수 있어야 할 것이다. 물론 불면증을 심각하게 겪고 있으면 수면전문의를 찾아 병원에 가는 것이 합당하다. 다만 부작용이 있을 수 있으므로 그에 대해 제대로 알고 대처하자는 것이다.

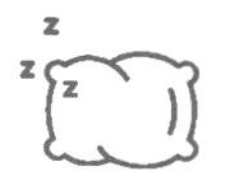

인지행동 치료와 명상이 불면증을 개선한다

불면증을 겪는 사람이 선택할 수 있는 방법 중 하나인 수면제를 삼가라고 했으니 무언가 대책을 내놓지 않을 수 없다. 불면증 개선을 위한 다양한 시도들이 있어왔다. 그중 하나가 인지행동 치료이다. 수면치료사 혹은 수면전문가 또는 정신과 전문의와 상담하며 인지행동 치료를 하는 것이다.

미국 내과연보 2015년 8월호에 발표된 연구에 의하면 테라피스트와 이야기를 나누는 것이 불면증 치료의 첫 단계라 한다.[8] 수면문제가 있는 참가자들의 자료를 분석한 결과, 인지행동치료가 수면의

8) ACP ; Cognitive Behavioral Therapy for Chronic Insomnia: A Systematic Review and Meta-analysis James M. Trauer

효율성을 10% 가까이 높였다는 것이다. 즉 인지행동 치료를 받은 환자들은 받지 않은 환자들보다 19분 일찍 잠들고 평균 7.6분 더 오래 잤다고 한다.

인지행동 치료를 정신과 치료라 여겨 적잖은 심리적 장벽이 있을 수 있다. 하지만 시작이 반이라고 하지 않은가. 불면증을 해결하겠다는 마음을 굳건히 하라. 그리하여 불면으로 인해 겪는 고통에만 집중하라. 그러면 누구를 찾아가든 인지행동 치료는 당신의 숙면을 도울 것이다. 그럼에도 전문가를 찾아 나설 엄두가 도저히 나지 않는다면 또 하나의 다른 방법이 바로 명상이다.

보통 명상은 스트레스를 낮추고 불안과 우울증을 덜어주는 몸의 이완반응을 이끌어낸다고 알려져 있다. 그러니 명상이 숙면에 도움이 된다는 사실이 놀랄 일은 아니다. 말하자면 명상은 잠드는 일과 깨지 않고 계속 잠에 드는 일에 도움이 된다. 서던 캘리포니아대학교 심리학자들은 낮에 졸려하는 수면장애를 겪는 성인들에게 마음챙김 명상코스를 운영하여 그들 수면의 질을 향상했다고 밝혔다. 6주 코스가 끝난 뒤에 피험자들은 더 빨리 잠이 들었으며, 밤에 깨는 횟수가 줄었고 낮에 졸림이 덜했다고 한다.[9]

아무리 탁월한 효과라 하더라도 당신이 직접 참가할 수 없으니 그

9) JAMA Internation Medicine April 2015 ; Mindfulness Meditation and Improvement in Sleep Quality and Daytime Impairment Among Older Adults With Sleep Disturbances; A Randomized Clinical Trial ; David S. Black

림의 떡인 것이다. 이런 종류의 명상코스에 참가하기 힘든 이를 위해 혼자서 할 수 있는 수면명상법을 소개하겠다. 그런데 구체적인 명상법에 들어가기 전에 명상에 대한 생각부터 바꿀 필요가 있다. 명상을 지나치게 거창하게 생각할 필요가 없다는 것이다. 흔히 명상하면 연상되는 시간이 넘쳐나는 부유층을 위한 전유물 같은 느낌이 없잖아 있다. 하지만 우리의 명상은 잠자기 전 침대에 누워 몸의 긴장을 풀어주는 아주 소박한 것이다. 잠자기 전 얼마 동안이라도 일명 멍 때리는 시간을 갖는 것이라 생각하면 편하겠다.

수면명상은 사실 간단하다. 먼저 잠자리에 누워 몇 차례 호흡을 통해 몸과 마음을 이완시킨다. 내쉬는 숨을 길고 편안하게 하고, 들이 마시는 숨은 저절로 들어오게 둔다. 내쉴 때 억지로 길게 내쉬려고 하면 가슴이 긴장을 하게 되니 무리하지 않는 선에서 조절한다. 특히 명상 초반부에 숨이 거칠 수도 있는데 여러 번 호흡을 하면 숨이 고르게 되니까 편안하게 몸을 이완시키자. 이때 얼굴에 은은한 미소를 짓는 게 중요하다. 미소만 지어도 행복한 기분이 든다고 상상하라. 숨을 쉬다 보면 잡념이 떠오른다. 그때 다시 숨을 길고 편안하게 내쉰다. 들어오는 숨은 자연스럽게 들어오게 둔다. 그래도 잡념이 떠오르면 숨을 내쉴 때 몸의 한곳을 바라본다. 꼬리뼈 앞쪽 흔히 단전이라고 부르는 곳을 마음의 눈으로 바라본다. 그렇게 반복하다 보면 자신도 모르게 스르륵 잠에 빠지게 된다.

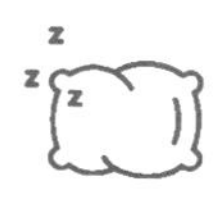

양을 세는 대신 수면 호흡법을 익혀라

도심속 인공 빛의 습격을 받기 전 인류는 꿀잠을 잘 수 있었을 거라고 언급한 바 있다. 그렇다면 다르게 질문해보자. 스마트폰과 전기가 없던 시절 인류는 잠을 얼마나 많이 잤을까? 놀랍게도 과거 수면시간이 오늘날과 크게 다르지 않았을 거라는 발표가 2015년에 있었다. UCLA 수면연구자 제롬 시겔에 의하면 전통적인 문화권에서 살고 있는 사람들은 매일 7시간에서 8.5시간 정도를 잔다고 한다. 현대사회에 노출되지 않은 탄자니아와 나미비아의 수렵 채집 경제활동을 조사한 연구결과라는데 현대인들의 수면시간과 대략 비슷하다[10]는 것이다. 그런데 이 연구발표에서 우리가 주목하는 바는 수면

10) EUREKALERT ; 'Paleo' sleep? Sorry, pre-modern people don't get more Zzzzs than we do PUBLIC RELEASE.(Oct 15th, 2015)

시간이 아니다. 비슷한 수면시간을 갖는 옛사람과 현대인들이 전혀 다른 수면패턴을 보인다는 사실이다. 현대인에게 너무 흔한 증상인 불면증과 수면장애가 전통에 가까운 문화에 사는 아프리카인들에게 나타나지 않는다는 점이다. 그렇다. 역시나 수면의 질이 문제다. 전통 수면패턴과 현대 수면패턴에 존재하는 큰 차이란 결국 우리 수면의 질이 얼마나 형편없는가를 역설적으로 드러내고 있다. 잘 자기 위한 노력이 그래서 더욱 절실하다. 몸과 마음을 이완해 수면으로 안내하는 명상법 외에도 다양한 시도들이 계속되고 있다. 제일 좋은 것은 숙면을 위한 나만의 루틴을 만드는 것이다. 면담하면서 효과가 좋았던 방법을 소개하니 시도해보도록 하자.

하루 일과 떠올리기

잠자리에서 양을 세는 것은 경험상 별로 도움이 되지 않는다. 대신 하루 일과를 떠올려보는 것을 권한다. 아침에 일어나서 잠드는 순간까지 오늘 하루 있었던 일을 머릿속으로 정리해보라. 내가 순간순간 느낀 감정, 사람들과 나눈 대화, 했던 생각, 처리한 업무들을 시간 순서대로 떠올려보면 몸이 노곤해지고 잠이 스르륵 들기 마련이다. 자연스럽게 잡념이 없어지고 앞으로 할 일 내일 할 일 등으로 생각의 흐름이 이어지는데 이 과정에서 자연스럽게 잠들 수 있다.

내 몸 구석구석 살피기

머리서부터 발끝까지 알몸을 구석구석 살피는 시간을 가지면 어느새 잡념이 사라지고 잠이 온다. 머리카락, 헤어라인, 귀 모양, 입술, 턱부터 손톱 등 몸에 상처 난 곳은 없는지 물끄러미 바라보자. 겨드랑이, 허벅지 등 평소 잘 보이지 않는 몸의 구석구석을 살펴보다 보면 신기하게도 잠이 온다. 긴장된 근육이나 부위가 있으면 자연스럽게 마사지해주는 것도 좋다.

수면 호흡법을 익혀라

하바드 의대 앤드류 와일 박사의 수면 호흡법은 몸의 긴장감을 낮춰 빨리 잠들 수 있게 도와주는 일종의 신경계 천연 진정제로 4-7-8 호흡법이라고도 불린다. 스트레스 완화와 불안장애에도 효과적이라는 이 호흡법을 하루 최소 2번, 6~8주간 연습하면 1분 안에 잠들 수 있다고 와일 박사는 주장한다.[11] 시간과 장소에 구애받지 않고 누구나 손쉽게 따라 할 수 있다고 하니 반복해서 시도해 보도록 하자. 먼저 입을 다문 상태에서 코로 4초간 천천히 숨을 깊게 들이마신다. 그런 다음 7초간 숨을 멈춘 뒤 다시 입을 통해 들숨을 내뱉는다. 이때 8초를 세면서 천천히 숨을 내뱉는다. 이를 총 3차례 반복하는 것이 4-7-8 호흡법이다. 폐에 더욱 많은 산소를 공급해 부교감신경계통을 안정시켜 수면에 도움을 주는 방법이다.

11) 하버드 의대 출신의 앤드류 와일 박사는 현재 아리조나 대학의 통합의학 센터의 책임자로 있으며, 저서로는 〈The Natural Mind〉가 있다. 앤드류 와일 박사가 강의하는 4-7-8 호흡법을 유튜브 등에서 직접 만날 수 있다.

거듭 강조하자면, 이완요법이든 수면명상법이든 수면 호흡법이든 자신에게 적합한 것을 찾는 게 중요하다. 따뜻한 욕조에 몸을 담그는 게 일반적으로 숙면에 좋다고 하지만 누군가에겐 그나마 오는 잠을 쫓아내는 쪽으로 기능하기도 한다. 위에서 소개한 이완요법 역시 마찬가지이다. 자기 몸에 가장 적합하고도 무리 없이 해낼 수 있는 나만의 이완요법을 찾는 게 핵심이다.

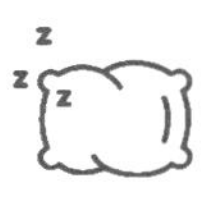

낮잠카페를 활용하자

비유컨대 현대인의 '수면계좌'는 대부분 마이너스일 것이다. 특히 잦은 야근과 밤늦게 이어지는 회식으로 직장인들의 수면부채는 늘어만 가고 있을 것이다. 그렇게 쌓인 수면부채를 일수 찍듯이 날마다 해결하자고 했지만, 그게 말처럼 쉬운 일은 아니다. 휴일조차 반납해야 하는 직장인의 경우 휴일에 몰아서 자는 것도 불가능할 것이고, 날마다 30분이나 1시간씩 수면부채를 해결하는 게 힘든 경우도 없지 않을 것이다.

틈틈이 상황이 허락하는 한 선잠을 자는 것도 효과가 있다고 했으나 그조차도 쉽지 않은 경우, 가령 직장이 멀어서 출퇴근 운전에 많은 시간을 소모하는 어쩔 수 없는 사정이 있을 수 있다. 꼭 이런 이유가 아니더라도 누구든 활용할 수 있는 게 바로 '낮잠카페'이다.

근처에 낮잠카페가 있었으면 하고 가장 바라는 이가 바로 수면부채를 잔뜩 지고 있는 직장인이다. 도심에 조금씩 생겨나고 있기는 하지만 우리가 겪는 수면부족에 비하면 아직은 미미한 수준이다. 낮잠카페를 활용할 수만 있다면 그 효용가치는 상당하다. 배보다 잠이 더 고픈 직장인에게 점심시간에 30분 정도 잘 수 있는 공간이 주어진다면 그보다 더 큰 선물이 어디 있겠는가. 실제로 필자 역시 외근 나갔다가 시간이 애매할 때 근처에 낮잠카페가 없는지 검색해 본 적이 한두 번이 아니다. 하지만 대부분의 경우 애석하게도 지나치게 먼 거리에 낮잠카페가 있어 포기해야만 했다. 그런데 적극적으로 택시까지 타고 와서 낮잠카페를 이용하는 이들도 있다. 전날 야근하는 바람에 컨디션이 좋지 않다며 점심시간을 이용해 택시까지 타고 와서 기절하듯이 자다가는 직장인, 감기 때문에 병원에 들렀다가 잠시 수면을 취하는 직장인까지, 낮잠이 필요한 사정들이 넘쳐나는 것은 그만큼 수면욕구가 강하거나 수면문제가 심각하다는 의미이다. 한편으로는 이러저러한 수면장애를 적극적으로 해결하려는 의지들이 모이고 있다는 뜻이기도 해 다행스럽다.

그럼에도 역시 낮잠카페가 정말 필요한 이들이 이를 효율적으로 활용하지 못하는 게 안타깝다. 대부분은 이런 데가 있는 줄 몰랐다는 반응인 걸 보면 훨씬 적극적인 홍보가 필요한 듯하다. 영업 목적이 아니라 건강한 수면문화를 위해서라도 보다 많은 낮잠카페가 성업하기를 바란다. 낮잠카페마다 분위기가 다르고 셀링 포인트도 상이해 이용하는 사람이 낮잠카페를 골라 갈 수 있을 만큼 많아졌으면 좋겠다. 그렇게 되면 많은 사람들이 겪는 수면장애를 훨씬 다양한 방식으로 해결할 가능성 역시 커지는 셈이다.

여성이 수면장애를 앓는 비율이 높다고 한다. 그래서인지 낮잠카페를 이용하는 이들도 여성이 많다. 그런데 여성들은 낮잠카페를 일종의 문화로 받아들이는 태도를 보이는 반면 남성들은 낮잠카페를 철저히 실용적인 방식으로 이용한다. 여성들이 함께 방문해 낮잠카페를 경험하는 것이라면 남성들은 수면부족을 해결하러 거의 혼자 온다는 점이다. 물론 여성이든 남성이든 직장인들은 기본적으로 수면부족을 해결하겠다는 의지가 우선이다. 한편 낮잠카페를 이용하는 의외의 인물이 바로 외국인들이다. 주로 여행객인데 낮잠카페에서 잠시 수면을 취하고 재충전해 다시 발길을 돌리는 이들이다. 이들이야말로 가장 효율적으로 낮잠카페를 이용할 줄 아는 실용주의자들이다.

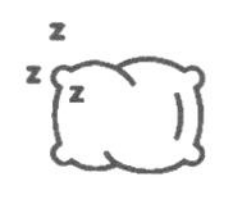

나 홀로 잠 때리기 대회를 개최하자

아무런 생각 없이 넋 놓고 있기, 일명 '멍 때리기'이다. 뇌를 쉬게 하자는 의도로 시작된 일명 '멍 때리기 대회'가 2014년 서울광장에서 처음 개최된 후 그 규모가 점점 커지고 있다. 이 무슨 '세상에 이런 일이'에나 나올 법한 황당한 사건인가 싶겠지만 내용을 들여다보면 충분히 그 취지에 공감할 수 있다. 참가자들은 대회가 진행되는 3시간 동안 휴대전화와 시간 확인이 금지된다. 잡담 나누기는 물론 독서와 노래, 웃음도 금한다. 주최 측이 제공하는 음료 외 그 어떤 음식물 섭취도 금지하는데 껌 씹기는 허용한다고 한다. 참가자들의 불편사항은 세 가지 색상의 히든카드를 사용해 철저히 묵음으로 진행되며 그 과정을 지켜보는 시민들에게도 심사권을 부여한다. 관객에게 스티커를 발부해 가장 인상적인 참가자에게 스티커 투표를 하도록 한다는 것이다. 관객 다득점자 중에서 가장 안정적인 심박그래프를 보인 참가자가 입상하게 되는 방식이다.

아무것도 안 하고 공개된 장소에 앉아 있는 건 고역이다. 그럼에도 누군가는 참가하고 누군가는 의미를 발견한다. 쉴 사이 없이 무언가를 해야만 존재하는 것으로 여기는 현대인의 일상에 제동을 건다는 의미일 수 있다. 그런데 필자의 관심은 그 멍 때리기 대회에 직접 참가하는 자만이 아니라 꽤 많은 관전자들이 함께하는 방식에 있다. 주최 측이나 참가자만이 아니라 우연히 그 광경을 목격하게 된 시민에게도 관전자로 참여할 기회를 주는 것이다. 그리하여 이른바 '멍 때리기 대회' 취지에 공감하도록 유도하는 것이야말로 상당히 흥미로우며 동시에 바람직하다. 다만 유감스러운 것은 수면이 금지된다는 점이다. 만약 조는 게 허락된다면 필자도 한 번쯤 참여해 보고 싶은데 말이다. 그래서 생각을 바꿔 보았다.

'잠 때리기 대회'는 어떤가. '한 잠 잤다'는 표현을 비속어로 '잠 때린다'고 하기도 하는데, 멍 때리기 대회는 되고 잠 때리기 대회는 안 될 이유는 없다. 다만 잠자는 환경은 조금 더 까다롭겠지만 적당한 조명이 갖춰진다면 불가능한 일은 아닐 것이다. 원래 일이란 게 상상하기 나름이다. 백주대낮에 광장에 앉아 아무것도 안 하는 이의 심박수를 체크해 가장 안정적인 자를 선발하는 방식인들 상상이나

했을까. 또 그걸 좋다고 구경하는 시민들이 해마다 늘어나고 있다. 이런 일이 공공연하게 벌어지는 시공간이 우리가 사는 현실이다. 그러니 필자는 일명 잠 때리기 대회 구상을 오늘부터 해 볼 작정이다. 꿈꾸는 자에게 길은 열리리라 기대하다가 문득 이런 생각이 스친다. 우리 모두 저마다 홀로 잠 때리기 대회를 개최하는 건 어떤가.

불면의 밤은 길다. 그 긴긴밤 잠들기 위해 끙끙거릴 일이 아니라 잠과 관련된 상상을 해보는 것은 어떤가. 수면 호흡법이나 명상이나 몸 꼼꼼히 살피기 등 다양한 시도들이 지겨워질 때, 혹은 그래도 안 되는 경우도 있을 것이다. 그때 눈을 감고 어두워 오는 광장 혹은 밀실에 자신을 눕혀보자. 어디든 상관없다. 잠 때리기 대회의 주최자가 누구든 관계없다. 얼마나 참가하는지 역시 당신이 상상하기 나름이다. 이 모든 것, 잠 때리기 대회에 관련된 제반 요건들을 머릿속으로 그려보며 잠으로 빠져드는 것은 어떤가.

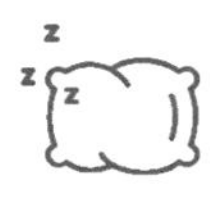

중요한 일 전날 잠들지 못하는 당신에게

수능이나 면접 등 중요한 일을 앞두고 잠이 안 오면 당황할 것이다. 평소에는 아무렇지도 않게 잘 잤는데 이상하게 뭔가 꼬여서 잠이 안 들 수 있다. 그런데 오히려 초저녁부터 잠을 청하는 것이 위험하다. 평소 자는 시간보다 조금 일찍 잠자리에 드는 것만으로 충분하다. 평소 잠드는 시간보다 너무 빨리 앞당겨 잠자리에 들 경우에는 새벽에 깨어 다시 잠들지 못하는 더 곤란한 상황이 발생할 수도 있다.

만약 당신이 평소 수면부족으로 큰 문제가 없었는데 이상하리만큼 중요한 일을 앞둔 오늘 밤 잠이 안 온다면 이 구절을 읽었던 것을 꼭 기억하고 실천하라. 푹 자야만 내일 일이 잘 풀릴 거라는 강박관념을 버려라. 내일 중요한 일이 있는데 잠 안 와서 어떡하지? 이러다 꼴딱 밤새고 내일 가야 되는 거 아니야? 이런 생각을 할수록 잠은 더 달아난다. 불면의 구렁텅이로 빠져드는 생각일 뿐이다. 마음을 편하게 먹고 이렇게 생각해라. 이렇게 눈을 감고 가만히 누워있는 것만으로도 피로가 충분히 회복되어 내일 잘 해낼 수 있어. 설사 잠이 오지 않고 잠들지 않는다 하더라도 이렇게 눈 감고 가만히 쉬면 분명 좋은 컨디션으로 내일 일을 잘 해낼 수 있을 거라 생각하고 누워 있으면 된다. 그러면 잠을 자야 한다는 강박관념에서 벗어나 실제로 잠이 들게 될 것이다. 만약 정말 잠이 들지 않고 아침을 맞이했다고 해도 걱정할 필요는 없다. 실제로 누워서 가만히 눈을 감고 쉬는 것만으로도 하루 정도는 충분히 잘 버텨낼 수 있다. 정신이 육체를 지배하는 법이다. 두려움을 떨쳐내는 것이 중요하다. 잠이 안 오면 편안한 마음으로 가만히 누워 있자. 모든 일이 잘 풀릴 것이다.

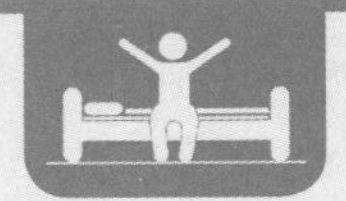

#숙면에 좋은 호흡법

4-7-8 호흡법

잠자리에 누웠는데 빨리 잠이 들지 못하면 초조해지면서 아드레날린 분비가 왕성해진다. 그 결과 심장 박동이 얕고 빨라지며 정신은 더 또렷해진다. 과학적으로도 불면증이 있는 사람은 호흡이 얕고 빠른 특징이 있다. 그만큼 불면증과 호흡은 깊은 상관관계를 가지고 있기 때문에 호흡을 잘 조절한다면 숙면을 취하는 데 큰 도움이 된다.

4-7-8 호흡법은 하버드 출신 의학박사이자 요가 전문가인 앤드류 웨일 박사가 고안한 호흡법이다. 호흡을 조절하여 신경 시스템에 작용, 신체의 긴장도를 낮추고 빠르게 잠이 들도록 도와주는 방법이다. 숙면을 취하는 것뿐만 아니라 일상생활에서 긴장을 푸는 데에도 유용하고, 방법 또한 간단하다.

첫째, 4초에 걸쳐 코로 숨을 들이켠다.
둘째, 7초 동안 참는다.
셋째, 숨을 8초에 걸쳐 입으로 서서히 내뱉는다.

처음 4초에 걸쳐 천천히 숨을 들이키기 때문에 평소보다 더 많은 양의 산소가 몸으로 유입이 된다. 숨을 참는 7초 동안 유입된 산소는 피의 흐름을 촉진시키고, 숨을 내뱉는 8초 동안 폐에 쌓인 이산화탄소를 배출한다.

혈관과 폐의 이산화탄소가 줄어들면 심장은 반응해서 박동 수를 떨어뜨린다. 박동 수가 떨어지면 거꾸로 숨쉬기가 편해진다. 이렇게 해서 선순환에 들어가면 잠들 수 있는 신체적 조건이 만들어지게 된다.

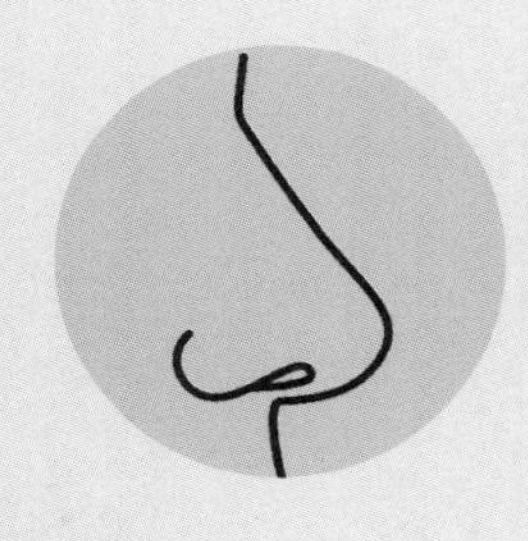

첫째 +
4초에 걸쳐 코로 숨을 들이켠다

둘째 ++
7초 동안 참는다

셋째 +++
숨을 8초에 걸쳐 입으로 서서히 내뱉는다

4부

내 잠자리 환경은 몇 점일까?

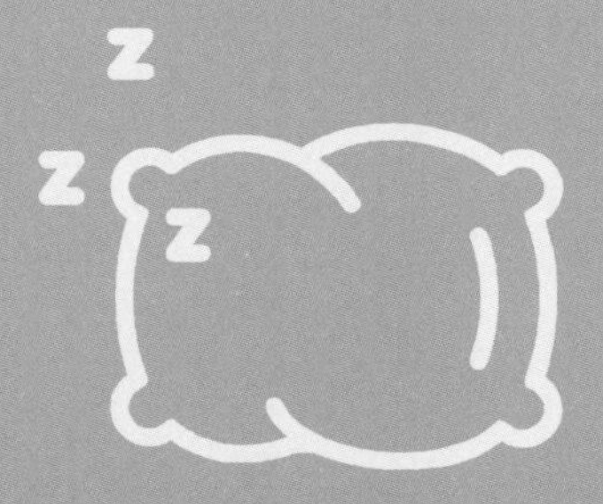

Good Sleep
Good Life

ENVIRONMENT

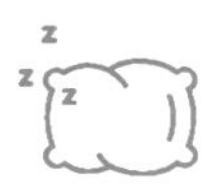

수면캡슐이 보급되는 그날을 꿈꾸며

시대의 가치란 변하기 마련이다. 헬스만 해도 그러하다. 30년 전만 해도 소위 말하는 조폭들이나 관장님들의 아이콘이었던 헬스가 지금은 자기관리의 상징이 되었다. 요즘만큼이나 헬스가 격상된 자리를 차지하게 된 것은 그다지 오래된 일도 아니다. 10년 안팎 정도밖에 걸리지 않았으니, 조만간 수면의 가치 역시 그렇게 변할 것이다.

그때가 되면 잠을 잘 잔 얼굴이 미의 기준이 될지도 모르겠다. 식량이 부족하던 시절 미의 상징이었던 풍만함이 과도한 영양섭취가 문제가 되자 비만이 되는 게 이른바 시대의 가치다. 따라서 잘 잔 얼굴이 미의 기준이 되는 것 역시 충분히 가능하지 않겠는가. 그뿐만 아니라 부의 상징이 될 수도 있을 것이다. 잠의 가치가 높아질수록 잘 자는 것에 아낌없이 돈과 시간을 투자하는 시대, 바꾸어 말하자면 잠에 대한 자기관리가 필요한 때가 그리 멀지 않아 올 수도 있다. 인공지능이 개발한 숙면프로젝트로 불면증을 앓는 이가 없어지는 때도 가능하겠다. 수면장애를 유발하는 모든 환경적 요소가 개선되고 인간의 신체적 정신적 요소 역시 치료되어 모두가 숙면을 이룰 수 있는 시대, 영화에서 보던 수면캡슐이 집집마다 보급되는 때가 어쩌면 상상보다 일찍 올 수도 있겠다. 언제든 현실은 상상을 능가할 수 있기에 무엇이든 상상할 수 있다. 과연 수면캡슐이 우리의 불면을 완전히 치유해줄까? 그럴 수도 있을 것이다. 그렇다면 지금은 과도기이겠다. 기나긴 인류 역사 중 꿀잠을 자던 시대가 저물고 잠 때문에 고통스러운 그 잠깐의 시대에 우리가 있는 것일 수도 있다. 불행히도 말이다.

결론은 지금 우리의 수면장애가 문제다. 먼 미래이거나 머지않은 미래에 수면캡슐의 기적이 실현된다 하더라도 지금 당장 오늘 밤의 불면이 고통스러운 우리는 숙면을 위한 모든 시도를 몸소 해볼 수밖에 없는 것이다. 그렇게 모든 방법을 동원하여 지금 우리가 할 수 있는 최선을 실천하는 것이 바로 우리들의 몫이다. 사실 우리는 꽤 많은 노력을 기울여 왔다. 이른바 수면위생이라는 잘 자기 위한 규칙을 지켜 왔으며 어떤 이는 약물치료를 받기도 했다. 또 어떤 이는 수면연구소를 방문하는 용기를 보여주기도 했다.

지금 우리들의 수면환경은 어쩌면 먼 미래의 혹은 가까운 미래 수면캡슐의 조건이고 모습이며 환경이기도 하다. 그러므로 수면환경을 꼼꼼히 확인하는 것이야말로 지금 당장 우리의 몫이다. 그렇게 우리 시대 자신의 불면에 능동적으로 대처하는 것이 숙면을 위한 수면환경 개선 프로젝트에 다름 아닐 것이다.

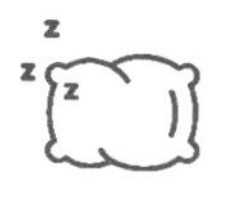

침실을 침실답게

안방과 침실이 분리되지 않은 우리의 주거문화가 수면장애와 무관하지는 않다. 잘 자기 위한 수면환경을 고려하지 않은 주거형태가 오랫동안 지속되어 온 것이다. 어쩌면 지난 세기 우리는 수면환경에 굳이 관심을 가져야 할 이유가 없었던 것일 수도 있다. 도시공간의 변화와 불면을 유발하는 삶의 조건이 무려 한 세기만큼이나 차이 나는 셈이다.

20세기 아파트와 21세기 아파트 구조변화는 여러 측면에서 의미가 있다. 필자가 주목하는 지점은 아파트 구조 변화에 반영된 거주공간에 대한 인식 차이이다. 20세기형 아파트는 독립적이기보다는 혼재된 구조형태였다. 거실과 침실이 모호한 형태로 혼합된 안방은 애매한 크기에 커다란 창문 등 기능적인 측면에서 보면 참으로 독특한 거주공간이다. 인테리어 역시 침실도 아닌, 그렇다고 거실도 아닌, 거실과 침실이 혼재한 인테리어였다. 그에 반해 21세기형 아파트는 확실히 다르다. 침실은 잠자는 공간으로 은폐되어 설계되며 빛과 소음의 차단이라는 목적에 맞도록 했다. 전적으로 잠자는 공간으로 기능할 수 있는 크기에 그에 맞는 인테리어다. 즉 기능적인 공간 인식이 반영된 구조는 수면환경에 대한 인식 변화 또한 녹아 있는 것이다.

수면에 대한 관심이 높아지면서 수면환경이 조금씩 변하고 있다. 잠들기 힘든 환경이 지속되면서, 잠 못 들어 하는 고통이 강화되면서, 잠의 가치를 역설하는 목소리 또한 등장하게 마련이다. 이 와중에 잠을 잘 수 있는 수면환경의 중요성 역시 새롭게 조명되고 있다.

우리가 숨 쉬고 자는 침실 공간의 중요성은 두말하면 잔소리다. 침실에 먼지가 많거나 지저분하면 잠이 오기 어렵다든가, 매트리스, 침구, 베개는 항상 뽀송뽀송하게 유지 관리해야 한다든가, 위생적인 환경을 만드는 것이 중요하다든가 등등. 가장 기초적인 위생수칙에 해당하는 수면환경을 조성하기 위해 점검해야 할 것들이 적지 않다. 먼저 침실 온도와 습도 확인부터 시작하자.

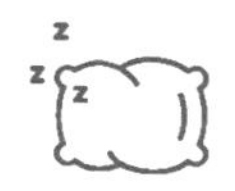

수면 온도와 습도를 체크하라

항상 그러하듯 기본이 중요하다. 우리는 이미 경험적으로 충분히 알고 있다. 지나치게 덥거나 지나치게 추워 자다 깬 경험들, 자고 일어났더니 코가 막히고 목이 아픈 경험들이 이미 말하고 있다. 건강한 수면을 위해서는 침실의 온도와 습도가 무엇보다 중요하다는 사실을 잘 알고 있다.

실내공기 온도는 서늘하게 맞추고, 자는 이불은 따뜻하게 유지하는 것이 좋다. 여기서 포인트는 실내온도와 이불 속 적정 온도가 다르다는 것이다. 일반적으로 실내온도는 21℃에서 23℃ 정도가 적절하다. 이불 속 온도는 그보다 좀 더 높게 유지하는 것이 좋다. 잠이 잘 들려면 공기는 살짝 시원한 것이 좋고, 이불 속은 온기가 있어야 잠을 푹 잘 수 있기 때문이다. 습도는 대략 40%에서 60% 사이를 유지하도록 하자.

계절에 따라 실내온도는 약간씩 달라질 수 있다. 여름이면 약간 덥게 겨울이면 약간 춥게 자는 것이 낫다. 우리 몸의 자율신경계가 자연의 변화에 맞게 움직이기 때문이다. 여름철에 지나친 에어컨 바람으로 춥게 한다든가, 겨울철에 난방을 세게 하여 너무 따뜻하게 생활하다 보면 면역력이 낮아지고 잠도 잘 오지 않게 된다. 따라서 여름이면 여름답게 약간 덥게, 겨울이면 겨울대로 약간 춥게 생활하는 것이 수면리듬도 깨지지 않고 쉽게 잠들 수 있는 방법이다.

그런데 최근 월스트리트 저널이 흥미로운 연구결과를 보도했다. 질 좋은 잠을 자기에 적합한 온도가 일반적으로 알려진 것보다는 조금 더 낮은 온도라는 것이다. 침실 온도는 18℃ 언저리인데 침구의 보온효과를 감안하면 16℃ 정도가 좋다고 한다. 캘리포니아 버클리 캠퍼스의 매튜 워커 교수 발표에 따르면 인간의 수면주기 조절에 빛보다는 온도가 더 영향을 미친다고 한다.[12] 잠이 들려면 피부체온이 아닌 심부체온, 즉 뇌와 내장이 있는 몸속 체온이 떨어져야 한다는 것이다. 심부체온이 너무 높으면 우리 뇌가 깬 상태에서 수면상태로

12) '최적수면 온도는 16~18℃ 침실온도 더 낮춰야'에서 재인용(연합뉴스, 2016. 2)

쉽게 빠져들지 못하기 때문이다. 따라서 불면증 환자는 침실온도를 조금 더 낮추라는 조언이다.

사람의 체질에 따라 온도를 다르게 할 수 있을 것이다. 동양의학에서 말하는 소음인과 소양인 혹은 태양인과 태음인 등 몸에 열이 많은 체질과 열이 없는 체질에 따라 자신에게 적합한 온도가 다를 수 있다. 열이 많은 사람은 조금 더 서늘한 침실온도가 적당할 것이고, 열이 없는 사람은 조금 더 따뜻한 공기가 나을 것이다. 실제로 호주 플린더스 대학의 마이클 그래디사르 조교수는 사람의 몸은 자는 동안 손과 발을 통해 체내 열을 배출한다면서 손발에 열이 많은 사람은 이불 밖으로 손을 내놓고 자는 게 좋다고 발표했다. 반면 우리는 대부분 수면양말을 신고 자는 게 숙면에 좋다고 알고 있다. 동양인은 손발이 찬 사람이 많은 관계로 통계적으로 수면양말이 숙면을 돕는다는 발표가 맞을 것이다. 이처럼 사람마다 다른 최적의 수면환경을 스스로 선별할 수 있어야 할 것이다.

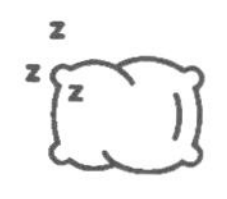

밤에는 최대한 어둡게, 아침 빛은 자연스럽게

사람은 햇빛에 따라 생리작용이 조절되도록 태어났다. 이른바 생체시계 이론이다. 그런데 전구가 발명되면서 24시간이 낮처럼 밝아져 신체의 자연규율에 혼선이 생길 수 있게 된다. 생체시계가 오작동을 일으키는 경우인데, 자연광을 받는 것이 수면에 도움이 된다고 한다. 미국의 한 연구발표에 따르면 사무 공간이 창문과 멀리 떨어져 있을 경우 햇빛을 받지 못하면 수면시간이 46분 정도 감소된다고 한다.[13] 맑은 날 태양 빛은 1만 럭스Lux이지만, 실내 사무실 조명은 대략 300에서 500럭스 정도에 불과하다. 옥스퍼드 대학 러셀 포스터 박사는 집에 있든 사무실에 있든 현대인들은 동굴에서 생활하는

13) '숙면 취하려면 자기 전에 불 끄고 양치질하라' 에서 재인용(뉴스다임, 2015. 11)

것과 마찬가지라며 자주 밖에 나가 햇빛을 받으라고 충고했다. 특히 생체시계가 새롭게 작동하기 시작하는 아침에 햇빛을 받는 것이 중요하다는 것이다. 또 러셀 박사는 자기 전에 불을 끄고 양치질을 하는 것이 숙면에 도움이 된다고 2015년에 발표했다. 자기 직전, 우리 몸이 전원을 끄고자 할 때 욕실의 밝은 빛으로 인해 신체가 오히려 깨어나게 된다는 것이다. 말하자면 자기 전 작은 습관 하나가 우리 수면의 질을 바꿀 수 있다는 의미이다. 그만큼 빛은 우리의 생체리듬과 수면에 중요한 요인으로 작용하고 있다.

자는 동안 조명은 최대한 어두운 것이 좋다. 일반적으로 0.3럭스 이하여야 하는데, 이것은 달빛이 실내에 비치는 정도의 수준이다. 간혹 조명을 켜놓고 자는 사람도 있는데 이런 경우 렘수면과 논렘수면이 모두 저해되어 깊은 잠을 자기 어렵다. 특히 깊은 잠을 자지 못하면 성장호르몬도 분출되지 않기 때문에 성장기 아이들은 어두운 환경에서 자는 것이 무척 중요하다. 캄캄하게 자는 것을 무서워하는 사람은 은은한 수면등이나 간접조명을 이용하면 좋다. 타이머 기능이 있는 수면등을 이용해서 서서히 어두워지다 꺼지는 것으로 세팅해 놓도록 하자.

기상 시에는 자연스레 햇빛이 들어와 밝아지는 느낌으로 깨는 것이 좋다. 아침에 햇살이 조금씩 들어와야 수면 호르몬인 멜라토닌 분비량이 조금씩 줄어들어 잠에서 자연스럽게 깨기 때문이다. 암막

커튼을 사용해서 완전히 어둡게 해놓고 자는 것은 깊은 잠을 위해서는 좋지만 일어날 때는 조심해야 한다. 아침에 갑자기 암막커튼을 젖히면 우리 몸이 갑작스럽게 깨게 돼서 상쾌하게 일어나지 못할 염려가 있다. 그래서 암막커튼은 집 주변에 번화가가 있어서 조명이 밤새 번쩍이는 경우에만 설치하기를 권한다. 암막커튼으로 외부의 불빛을 잘 가리면서도 아침에 햇볕이 자연스럽게 들어올 수 있도록 커튼을 세팅하는 것이 중요하다. 밤에는 확실하게 빛이 차단되어 어둡게 하고, 아침에는 햇볕이 서서히 들어와서 저절로 깰 수 있게끔 하라.

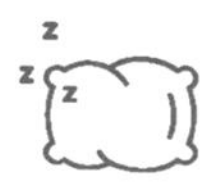

숙면의 적 소음, 삼가고 조심하자

층간소음 때문에 사건사고가 많다. 아파트 문화가 일이십 년도 아닌데 유독 요즘 층간소음이 문제가 되는 건 무엇 때문일까? 흔히 말하는 부실해진 아파트 시공 때문일까. 혹은 무례하거나 예민해진 사람들 탓일까. 어쩌면 20세기형 아파트와 21세기형 아파트의 구조 차이 때문은 아닐까. 어쨌거나 모두가 조심하고 삼가야 할 때임이 분명하다.

만약 층간소음이 수면에 심각하게 방해가 된다면 어떻게 해야 할까? 우선 관리사무소를 통해 수면시간에 조심하고 삼가도록 잘 전달해야 할 것이다. 직접 대화하다가 자칫 감정적이 되어 예기치 못한 상황이 발생할 수도 있으니 조심해야 한다. 그런데 이 정도 수준은 사실 실질적인 충고가 되지 못한다. 잠을 방해할 정도의 소음이 어쩌다 발생하는 경우라면 피치 못할 상황일 수 있으니 하루 이틀 불편을 감내하는 편이 낫지만, 그게 아니라면? 매일 반복되거나 잊을 만하면 반복되는 수준의 소음이라면, 그걸 관리사무소를 통해 조심해 달라는 의사를 전달한다고 해결이 될까. 그 정도 되면 '말을 해도 알아듣지 못하니 어쩔 수가 없다'는 상황인 것이다. 공연히 윗집과 실랑이하느라 마음 상하고 에너지만 낭비할 바에 차라리 근본적인 소음차단 공사를 하는 게 어쩌면 훨씬 나은 선택일 수도 있다.

일반적으로 *40dB* 이상이면 수면에 방해가 된다고 한다. 대화하는 목소리가 *60dB* 수준이라 하니, 작은 목소리도 잠을 청할 때 방해가 될 수 있다. 그러니 항상 소음을 차단하는 데에 신경 써야 한다. 집 주변에 시끄러운 요소를 없애고, 함께 생활하는 구성원과 가족들에게 TV소리, 대화 소리가 밤에 나지 않게 부탁해야 한다. 귀마개를 활용하는 것도 방법이다. 널리 알려진 문방구에서 파는 귀마개가 있고, 사격할 때 주로 사용하는 소음방지 헤드셋도 있다. 공업용 헤드셋이나 소음방지 헤드셋을 쓰면 차음 효과가 뛰어나 소음으로 인해 거의 영향을 받지 않는다. 단점은 한번 습관이 들면 나중에 귀마개가 없이 잠들기 어렵고, 귀마개 착용감으로 인해 뒤척이기 불편해서 잠이 안 올 수 있다는 것이다.

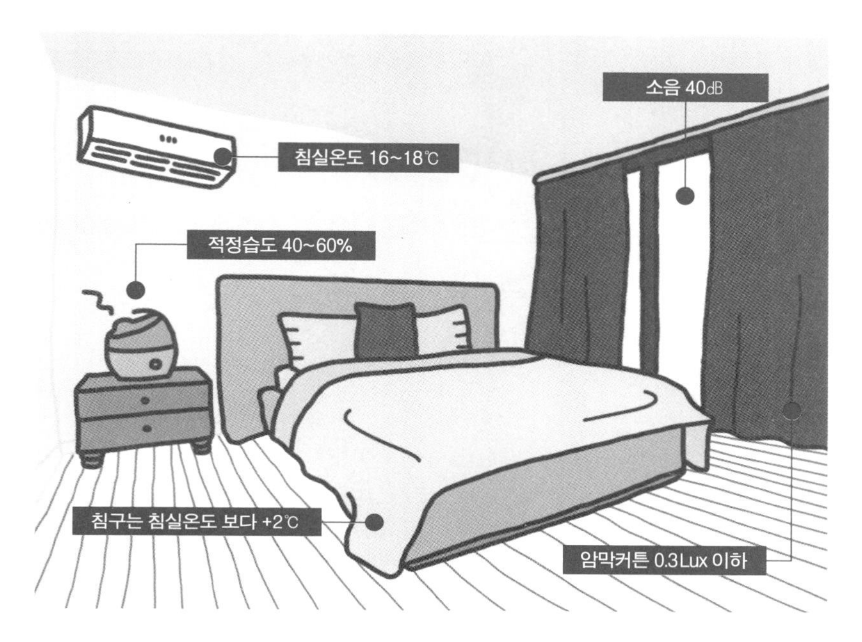

〈수면에 적합한 실내 조건〉

잠잘 때 음악을 들으며 자기도 하는데, 음악 크기는 *40dB* 이하로 하고 타이머를 설정해서 일정 시간 후 꺼지도록 하라. 밤새 음악을 들으면 청각에 무리가 갈 수 있으니 주의해야 한다. 음악은 잔잔한 클래식이나 자극적이지 않은 음악이 좋다. 또 잠이 잘 오는 낮은 소리도 괜찮다. 가령 빗소리나 시냇물 소리를 작게 들으며 자는 것도 방법이다. 어떤 소리를 듣든 *40dB* 이하로 타이머를 세팅해서 자는 도중 꺼지게 해야 한다. 또한 가전제품에서 나오는 백색소음으로 인해 잠을 못 이루는 경우도 있으니 그 역시 조심해야 한다.

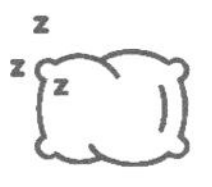

10년째 같은 매트리스를 사용 중인가요?

침대는 과학이라는데 침대는 매트리스이지 않은가. 우리가 침대 때문에 고생한다거나 침대 덕분에 잘 잤다고 할 때의 그 침대란 사실 매트리스이다. 즉 침대는 매트리스가 시작이자 끝이며 골격이자 몸통인 셈이다. 그런 의미에서 침대는 가구가 아니라 과학이라는 카피는 매트리스 회사에서 나왔으면 더 적절했을 것이다. 만약 침대가 가구라면 10년은 거뜬히 쓰는 게 일반이다. 그러나 보통 우리는 매트리스를 10년씩 사용하지는 않는다. 물론 때로는 10년 넘게 매트리스를 사용하기도 하는데, 문제는 사용자가 매트리스가 얼마나 되었는지 모를 때 상황이 심각해진다. 가구가 완비된 오피스텔 거주자들이 이에 해당하므로 특별히 유의해야 한다.

수면연구소를 방문한 여대생이 있었다. 극심한 불면증에 시달리다 오게 되었다는데 상담 끝에 여대생의 수면환경 개선을 위해 집을 방문했다. 지방 출신인 여대생은 혼자 오피스텔에 거주 중이었는데 현관문을 열고 보니 놀라웠다. 입구에서부터 발 디딜 곳이 없이 어질러진 물건이며 치우지 않고 쌓아 놓은 쓰레기들로 가득 차 있었다. 여대생은 이런 자신의 환경에 익숙한 듯 발로 쓱쓱 밀어서 나름 길을 터주기만 할 뿐 집안의 모습에 대해서는 초연해 보였다. 정확히 말하면 자신의 불면증과 방안의 환경에 어떠한 관련이 있는지 전혀 생각하지 못하는 것 같았다.

우리는 일단 집 안 청소부터 해야 했다. 그리고 불면증 개선을 위해서는 수면환경이 중요하다는 사실을 다시금 강조하고 오염된 침구류와 매트리스 교체를 제안했다. 여대생은 오피스텔에 원래 있던 물건이기에 주인 허락 없이 교체하기 곤란하다는 입장이었다. 납득할 수 있었다. 하지만 그 매트리스는 10년이 훨씬 지난 제품이었고 심각하게 오염되어 매트리스로서 제 기능을 하지 못하는 상태였다. 게다가 얼마나 많은 이들이 사용하고 제대로 관리하지 않은 것인지 확인조차 불가능한 것을 계속 이용하게 할 수는 없었다.

매트리스 교체를 설득하면서 매트리스 진드기 때문에 발생할 수 있는 사례를 얘기하는데 여대생이 반응을 보였다. 얼마 전부터 없던 비염이 생기고 밤에 자다가 간지러워서 자주 깨는 일이 있었는데 그게 불면증에 대한 강박증 때문인 줄 알았다는 것이다. 그런데 매트리스 진드기 때문이라니.

여대생은 어느 날부터 건강에 문제가 생겼고 수면장애도 발생했지만 이유를 알지 못하고 있는 상황이었다. 알고 봤더니 오래된 매트리스 때문에 자다 깨기를 반복했고, 비염이 생겼으며 그래서 수면장애로 괴로워하고 있었다. 문제는 그 매트리스가 얼마나 오래되었는지조차 알지 못하면서 그곳에서 잠을 잤다는 것이다.

여대생은 결국 이사를 선택했다. 당장 집을 바꿀 수 없으니 이사가기 전 일정 기간 매트리스 진드기 차단 커버를 사용하도록 했다. 그리고 우리가 청소해준 수준만큼 청결도를 유지하도록 했다. 이후 여대생의 수면장애가 조금씩 개선되면서 수면연구소를 신뢰하게 된 여대생은 이사한 후 매트리스에 대한 조언도 요청해 왔다. 직접 매트리스를 구매한 경험이 없어 선택이 어렵다는 것이다. 사실 매트리스를 구매하려고 검색하거나 알아본 사람들은 비슷한 감정을 느낄 것이다. 뭐가 이렇게 많지 싶고, 이게 다 뭔가 싶을 것이다. 그래서 대부분은 직접 알아보다가도 복잡하다며 그냥 잘 아는 사람한테 물어보거나 유명한 제품을 사는 식의 결론을 내리게 된다. 여대생이 딱 그런 과정을 밟아 우리에게 요청해 온 것이다. 물론 우리는 여대생을 기꺼이 도와 최적의 매트리스를 선택하게 해주었다.

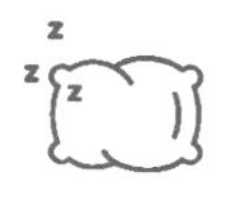

매트리스, 직접 누워 보고 선택하라

매트리스에 대한 관심이 증가하면서 다양한 종류의 매트리스가 판매되고 있다. 그만큼 매트리스를 구매하기가 쉽지 않다는 의미이기도 하다. 특히 숙면을 취하려면 매트리스가 중요하다는데 어떻게 골라야 할까? 매트리스에 대해 잘 아는 사람이 있으면 도움을 받을 수 있겠지만 일반적인 경우는 그냥 상식적인 수준에서 고르면 된다. 직접 누워 보고 선택하라.

당연한 말이다. 직접 누워보고 고르는 게 가장 좋다. 혹자는 잠깐 누워본다고 알겠냐 싶겠지만 정말이다. 잠깐 누워만 봐도 어느 정도 감이 온다. 나에게 최고로 잘 맞는 매트리스를 찾는 것은 어려울지 몰라도 적어도 '이건 아니다'라고 생각하는 것은 걸러낼 수 있다.

대부분의 사람들은 본인이 매트리스에 별로 민감하지 않고 아무거나 써도 비슷할 것으로 생각한다. 하지만 실상은 그렇지 않다. 매트리스를 직접 골라보면 자신의 호불호가 딱 나오기 마련이다. 직접 누워보면 내가 뭘 좋아하고 어떤 느낌을 싫어하는지 알게 되는데 전문가와 함께 있으면 그 이유를 바로 알 수 있다. 대부분 자신을 굉장히 평범하고 유별나지 않은 사람이라고 여기며 자기 경험을 일반화한다. 가령 매트리스에 누워보고 자신이 푹신하다고 느낀 매트리스는 모든 사람이 푹신하게 느낄 것이라고 생각한다. 하지만 실제로 매트리스를 상담해보면 전혀 그렇지 않다. 똑같은 경도의 매트리스를 놓고도 어떤 사람은 이거 너무 딱딱해서 못 자겠다 하는 반면 어떤 사람은 이거 너무 푹신해서 허리 나가겠다고 한다. 제각각 취향과 기호가 다름에도 사람들은 자신이 평범하고 일반적이라며, 모두가 자기처럼 느낄 것이라고 생각하는 것이다. 이게 문제다. 부부간에도 서로 다른 취향을 인정하면 그만일 것을 아니 왜 이게 딱딱하냐고 적당히 푹신하고 좋지 않으냐고 화를 내는 경우가 이래서 발생한다. 남과 다른 것을 불편하게 생각하는 우리 문화에서 기인한 바이겠다. 어쨌든 개인의 취향은 취향으로 두고 자기 개별성은 개별성으로 인정하자. 매트리스에 관한 한 함부로 일반화하지 말아야 할 것이다.

요약하면 이렇다. 매트리스의 경도는 직접 누워보고 판단하는 것이 제일 좋다. 매트리스 회사에서 제공하는 경도 표는 참고로만 활용하고 직접 누워보고 선택하라. 매트리스 회사에서 객관성을 확보하기 위하여 경도에 대한 설문과 전문장비를 사용하여 경도를 측정한 후 표기를 하지만, 역시 제일 중요한 것은 '내가 어떻게 느끼는가'이다. 가능하면 전시장에 방문하여 누워보고 고르도록 해라. 만약 이것이 불가능해서 인터넷이나 전화로 주문해야 하는 상황이라면, 경도 표를 참고하여 나에게 맞을 것으로 추측되는 것을 전문가와 상담을 통해 구매하는 것이 좋다. 또 경도가 나와 맞지 않았을 때 교환 혹은 반품할 수 있는지를 문의하여 가능한 곳에서 구매하는 것이 가장 바람직할 것이다.

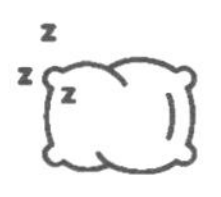

전문가의 조언을 구하라

주변에 매트리스 전문가가 없다고 낙담할 필요는 없다. 매트리스 전문가가 몇이나 되겠는가. 방문한 전시장에서 전문가를 찾아 이것저것 물어보는 것이 좋다. 만약 제대로 된 데를 방문했다면 응대하는 사람도 매트리스 전문지식이 있을 것이다. 하루에도 수십 명의 고객에게 매트리스를 상담해주고 판매하기에 소비자들이 어떤 점을 불편해하는지 대체로 잘 알고 있다. 판매자 입장에서도 구매한 사람이 잘 사용해야 뿌듯하고 나중에 AS 관련 문제로 골치 아픈 일이 없기 때문에 제대로 된 회사를 찾아갔다면 이런저런 조언을 많이 해줄 것이다. 본인이 처한 상황, 선호 경도, 원하는 것에 대해 가감 없이 이야기하는 것이 좋다. 또 전문가의 조언을 받기 전 예산과 사이즈와 사용 환경 그리고 얼마나 쓸 것인지 등의 정보는 미리 주는 게 매트리스 상담을 수월하게 한다.

먼저 예산, 어느 정도 가격대의 제품을 살 의향이 있는지 알려주는 게 좋다. 괜히 비싸게 살까 봐 예산을 이야기 안 하는 경우도 있는데 당신이 방문한 매장이 정찰제 판매 방식이라면 예산을 먼저 밝히는 것이 좋다. 그렇게 하는 게 시간을 절약하고 보다 구체적인 조언을 얻을 수 있게 한다.

선호 경도는 내가 딱딱한 것을 좋아하는지 푹신한 것을 좋아하는지에 대한 이야기다. 잘 모를 경우 매장에 직접 가서 누워보고 고르는 것이 제일 좋다. 경도는 주관적인 요소가 크기 때문에 내가 딱딱하다고 느끼는 것과 회사에서 딱딱하다고 말하는 제품 간 간극이 있을 수 있다. 직접 방문하여 체험해서 고르는 것을 추천한다.

다음으로 사이즈, 보통 규격 사이즈는 싱글은 가로 100㎝와 세로 200㎝, 슈퍼싱글은 가로 110㎝와 세로 200㎝, 더블은 가로 135㎝와 세로 200㎝, 퀸은 가로 150㎝와 세로 200㎝이다. 킹 사이즈부터는 회사마다 다른데 보통은 가로 160㎝와 세로 200㎝이고 각기 다른 사이즈를 킹으로 부르기 때문에 정확한 수치를 확인할 필요가 있다. 요새는 라지킹처럼 큰 매트리스를 쓰거나 싱글 사이즈 두 개를 각각 사서 붙여놓고 쓰는 경우가 많다. 어떤 사이즈를 살 것인지 엘리베이터나 사다리차 등으로 운반이 가능한지도 미리 체크하면 좋다.

사용 환경은 내가 사용할 공간 환경을 따져야 한다는 것이다. 반지하나 습기가 많은 곳에 살 경우, 매트리스를 바닥에 바로 깔면 곰팡이가 생길 수 있어서 적합한 파운데이션이나 프레임을 쓸 것을 권한다. 복층에서 사용할 경우, 이동통로가 협소해 큰 사이즈를 샀다가는 배송도 반품도 안 되고 사용도 못 하는 난감한 상황이 발생할 수 있으니 조심해야 한다. 아파트 엘리베이터가 8인승 이하일 경우 퀸 사이즈 이상 매트리스는 운반이 불가해 계단으로 옮기거나 사다리차를 사용해야 해 추가비용이 발생할 수 있다. 사다리차 진입이 아예 불가능한 곳도 있어서 이런 경우 매트리스를 반으로 나눠서 제작하거나 싱글 사이즈 2개를 사용하는 등의 방법을 찾아야 한다. 이처럼 다양한 경우의 수가 발생할 수 있는데, 이런 것은 매트리스를 평생 두세 번 사는 소비자는 생각하기 어려운 지점이다. 그래서 판매원에게 현재 자신이 사용할 환경을 이야기해 주고 문제가 발생할 요소는 없는지, 있다면 대안이 있는지 등에 대해 조언을 구하는 게 낫다.

얼마나 쓸 것인지는 내구성과 관련된 부분이다. 10년 이상 사용하기 위한 신혼 침대를 구매하는 것과 1년 잠시 자취하면서 사용할 매트리스를 사는 것은 판단 기준이 달라질 수 있으므로 얼마나 사용할 예정인지도 이야기하면 좋다. 잠깐 자더라도 좋은 매트리스에서 자면 좋지만 무한정 예산을 올릴 수는 없는 노릇이기에 얼마나 사용할 것인지 이야기하는 게 낫다.

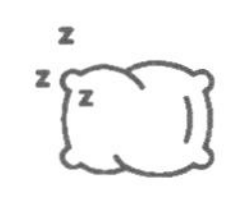

매트리스, 신뢰할 수 있는 회사 제품을 골라라

매트리스는 한 번 사면 최소 3년 이상 쓰는 것이 일반적이기 때문에 신뢰할 수 있는 회사의 제품을 구매하는 것이 중요하다. 그런데 신뢰할 수 있는지는 어떻게 판단해야 할까? 다음과 같은 점을 따져 보면 된다.

직접 생산하는가?

매트리스를 직접 생산하는가는 매우 중요하다. 품질과 가격 두 가지 측면에서 매트리스 수입회사나 종합가구회사의 매트리스는 직접 제조하는 매트리스 회사를 따라가기 어렵다. 일단 제작 노하우이다.

매트리스 제조회사는 소비자가 원하는 경도나 느낌으로 제작할 수 있으며 추후 문제가 생기더라도 수리와 AS가 용이하다. 직접 생산하지 않고 해외 매트리스를 수입해와 유통하는 곳이나 침대공장에서 납품받아서 판매하는 경우에는 제조 노하우가 없어 고객의 요구사항인 사이즈 제작, 경도 맞춤제작, 높이 조절 등에 대응하기 어렵다. 원하는 매트리스를 정확히 구매하기 위해서는 제조사의 매트리스를 구매하는 것이 좋다. 당연한 이야기지만 제조사가 직접 판매하는 경우, 유통마진을 최소화해서 살 수 있다. 매트리스는 부피가 크기 때문에 물류비나 보관비용이 많이 든다. 심하게는 판매가의 30%가 물류비용과 보관비용으로 사용되는 경우도 있다. 제조사의 매트리스를 구매하면 보관비용이나 물류비가 최소화 된다. 대다수의 제조사는 주문 들어온 제품만 만들어서 공장에서 바로 출고하며 판매하기에 다른 창고로 이동하기 위한 추가적인 물류비나 장기 보관비용이 들지 않는다. 또한 중간 유통업자의 20%~30%가량 되는 마진비용도 줄일 수가 있다. 매트리스를 직접 제조하는 곳인지 확인해서 구매하면 그 사실 하나만으로 동일 사양의 매트리스를 20% 이상 저렴하게 살 수 있는 것이다.

회사가 얼마나 오래되었는가?

좋은 매트리스는 한 번 구매하면 보통 5년 이상 길게는 10년 이상 쓴다. 그렇기 때문에 판매하는 매트리스 회사의 사업경력이 중요하다. 5년 보증, 10년 보증을 내세우는 회사들을 살펴보면 회사의 업력이 그만큼 되지 않은 경우가 많다. 회사의 '업력'이 그만큼 되지 않았다는 것은 최초로 구매한 고객도 아직 10년을 써본 적이 없다는 것인데, 어떻게 10년 품질보증을 주장할 수 있다는 것인가? 상식적으로 생각해도 말이 안 된다. 지금 당장 판매를 위해서 경쟁적으로 긴 품질보증 정책을 내세우지만 소비자 입장에서는 회사가 얼마나 오랫동안 매트리스를 제조하고 판매해왔는지 살펴볼 필요가 있다. 수입 매트리스의 경우 10년 보증을 내세우지만 사실 지켜지기 어렵다. 수입 제품이기에 AS를 위해서는 미국이나 본토로 보내고 받는 왕복 배송비가 엄청나게 많이 든다. 그래서 일부 수입 매트리스 유통사들은 AS가 발생했을 때 소비자 귀책사유로 몰고 가고 최대한 AS를 해주지 않기 위한 여러 가지 꼼수를 동원한다. 사실 수리해줄 방법도 없고, 본국에서 교환할 비용도 나오지 않기 때문이다. 그래서 일부 유통수입사들은 몇 년간 신나게 판매하다가 법인을 부도처리하고 새로운 이름으로 다시 내서 다른 브랜드로 또 사업을 시작한다. 수입 매트리스를 사는 고객층들은 여유가 있는 중산층들이 많아서 AS 절차가 어렵고 복잡하면 그냥 새로운 매트리스를 사버린다. 이런 점을 악용해서 수입 매트리스를 유통하는 회사들이 간혹 있다.

요새는 매트리스 스타트업이 붐이라 신생 회사들이 혁신을 이야기하며 매트리스를 판매한다. 하지만 좀 더 지켜볼 필요가 있다. 혁신적인 기술에 유통마진을 최소화했다고 하지만 거의 모든 매트리스 스타트업은 본질적으로 들여다보면 유통회사다. 매트리스에 대해 1년 정도 스터디하고 매트리스 생산하는 공장에 찾아가 디자인 바꾸고 소재와 원단을 선택해서 출시하면서 혁신 운운하는 것은 어불성설이다. 만약 당신이 10년 이상 근무하고 있는 직장에 입사한 지 1년 정도 된 신입사원이 업계를 뒤집을 만한 아이디어를 내놨다며 이야기하면 어떤 생각이 들겠는가? 물론 정말 좋은 아이디어일 수도 있지만 현실적으로 아주 기본적인 사항조차 고려하지 않았을 가능성이 크다. 매트리스도 마찬가지다. 1년 남짓한 회사가 아무리 연구한들 실제 제조해서 판매하고 고객이 쓴 경험과 시간이 짧기 때문에 사용 중 발생하는 AS에 대한 대응이 어렵다. 그래서 직접 제조하는 공장을 찾아서 구매하는 것이 합리적이다. 신생업체의 마루타가 되어 어떤 AS가 발생하고 이를 개선해나가는 프로세스를 같이 할 필요는 없다. 이미 검증된 회사 제품 중에서 합리적인 가격을 찾는 것이 더 낫다.

AS 정책은 어떠한가?

매트리스는 오래 사용하기 때문에 AS가 중요하다. 요즘 좋은 매트리스들은 사양이 높아져 사용하면서 수리받을 일이 발생하는 경우가 적지만, 사람 일은 모르는 것이기에 AS 정책을 꼼꼼히 살펴볼 필요가 있다. 가장 좋은 방법은 회사에 AS 정책과 어떤 식으로 수리되는지 문의하는 것이다. 품질보증이 몇 년간 되고 어떤 부분에 제한적으로 적용되는지 확인하는 것이 좋다. 간혹 AS를 받기 위해서 직접 매장으로 제품을 가져가야 하는 경우도 있으므로 이때 왕복 배송비 문제도 고려해야 한다. 특히 외국계 가구회사의 경우 AS 처리 문제와 증빙 영수증 등을 꼼꼼하게 챙겨야 할 때가 있으니 주의해야 한다. 그런데 AS 정책도 중요하지만 실제로 정책이 어떻게 적용되고 있는가가 더 중요하다. 제품 AS 후기 등을 검색해보면 회사의 신뢰도를 가늠할 수 있다. AS 정책과 달리 실제로 적용받기 어려운지, 또 비용은 얼마나 발생하는지 등도 미리 검색하는 것이 좋다.

AS 정책이 훌륭한 회사는 대부분 제조사들이다. 유통회사의 경우 제조회사에 다시 의뢰해야 하기 때문에 추가 비용이 발생한다. 여기에 또 운영비와 마진까지 고려해 AS 비용을 책정하기 때문에 AS가 무상으로 이루어지기 어렵고 이에 대해 인색하다. 제조사의 경우는 수리비용이 실비 수준이기 때문에 AS 정책이 비교적 잘 되어 있다. AS 정책을 꼭 확인하고 구매하는 것이 좋다.

교환 반품이 가능한가?

매트리스를 직접 체험하더라도 직접 자보기는 어렵기 때문에 사용하면서 내 몸과 맞지 않을 수 있다. 보통 매트리스를 교체하면 몸이 적응하는 데 3주의 시간이 소요된다. 이는 아무리 좋은 매트리스라 할지라도 사람이 매트리스에 적응하고 몸이 매트리스에 익숙해지는 데 필요한 시간인 것이다. 문제는 3주가량이 지나도 내 몸과 맞지 않는 경우이다. 따라서 교환 반품이 가능한지를 구매할 때 꼭 문의해야 한다. 대부분의 경우 매트리스는 사용하고 난 이후에는 교환이나 반품이 불가하다. 사용하는 순간 제품의 가치가 현격하게 저하되는 품목이기 때문에 한국소비자원에서도 매트리스를 개봉하여 사용한 후에는 원칙적으로 반품이나 교환이 불가능한 것으로 안내하고 있다. 자동차를 샀는데 마음에 안 든다고 반품할 수 없듯이, 하루라도 탔으면 중고차로 팔아야 하는 것과 같은 이치이다. 매트리스는 개봉해서 사용하는 순간 중고품이 되고 중고품이 되는 순간 제품의 가치가 현격히 낮아진다. 하지만 최근에는 고객 편의에 맞춰 사용 이후에도 일정 비용을 지불하면 교환이나 반품이 가능한 판매처들도 있다. 따라서 구매를 할 때는 사용 후 몸에 맞지 않아서 교환이나 반품을 원하면 어떻게 되는지 물어보도록 하라. 대부분은 교환 반품이 불가하다고 하겠지만 간혹 배송비를 지불하거나 수리비용을 지불하면 교환 반품이 가능한 판매처들도 있다. 거기서 구매하면 비싼 돈을 들여 산 매트리스가 애물단지가 되는 것을 막을 수 있다. 나름 안전장치인 셈이다.

정찰제 판매인가?

할인 폭이 크다고 광고하는 곳보다 정찰제를 고수하는 곳이 제대로 된 매트리스 회사일 확률이 높다. 50% 세일이나 파격적인 가격으로 오늘만 행사한다는 곳은 대개 상술이 발달된 매트리스 유통업체일 확률이 높다. 제대로 된 회사들은 파격적인 할인가 대신 정찰제로 예측할 수 있는 가격 선에서 판매한다. 많이 할인했다고 좋아할 게 아니다. 할인이 많이 됐다는 것은 그만큼 비싸게 불렀다는 것밖에 안 된다. 오늘만 파격 할인가 50% 세일은 알고 보면 365일 50% 할인인 곳일 수도 있다. 소비자를 기만하는 행위인 것이다. 높게 불러서 한 명만 걸리면 그 마진으로 한 달 임대료를 다 내려는 심산으로 파는 곳이 주로 50% 파격가 같은 과장 광고를 한다. 예컨대 300만 원 붙여놓고 오늘만 150만 원에 드린다고 하면서 혹시라도 300만 원에 팔 만한 손님을 기다리는 악질 판매자가 있을 수 있으니 조심하도록 하자. 고무줄 가격인 곳은 대개 매트리스 원가가 낮고 품질이 좋지 않은 제품을 높은 가격으로 설정한 다음 할인 폭이 크다는 것을 어필하여 판매하는 곳일 확률이 높다. 그러니 이런 위험부담을 피하고 믿을 수 있는 정찰제 판매하는 곳을 선택하는 것이 현명하게 매트리스를 고르는 방법이다.

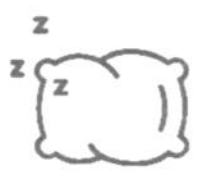

베개, 따져보는 만큼 숙면할 수 있다

2017년 5월 맨체스터 아레나 테러 현장에 모여든 추모의 발길은 쉽사리 참혹한 현장을 벗어나지 못했다. 그때 누군가 희생자들을 추모하며 부르기 시작한 노래 '성난 얼굴로 돌아보지 마라'는 이후 맨체스터 테러의 추모곡으로 불리게 되는데, 그 곡은 맨체스터 출신인 그룹 '오아시스'의 곡이다. 예전부터 맨체스터를 상징하는 밴드였던 '오아시스'의 멤버 노엘 갤러거는 괴팍한 여러 습성으로 유명했다. 그중 하나가 마음에 드는 호텔 베개를 가져가는 것이다. 노엘 갤러거는 오아시스 활동 당시 숙면을 중요하게 생각해서 자기 베개를 챙겨 투어공연을 했다는데, 어느 순간부터 호텔 베개가 마음에 들면 가져가는 습관이 생겼다고 한다. 그만큼 숙면에 베개가 끼치는 영향이 크다는 것을 알려주는 일화이다.

집 떠나 잘 때 가장 불편하게 느끼는 것이 보통 베개라 한다. 베개가 바뀌면 생경한 높이와 낯선 소재 때문에 잠을 못 자는 이들이 많다는 것이다. 최근 5성급 호텔에서는 여러 가지 베개를 제공하고 그중 원하는 대로 선택하는 서비스를 제공한다고 하니, 프리미엄 호텔에 투숙하게 되면 이용해봄 직하다. 이처럼 베개는 중요한 수면환경 요소 중 하나이다.

어떻게 하면 나에게 맞는 베개를 잘 고를 수 있을까? 역시 직접 체험해보는 게 가장 확실하다. 사람마다 수면자세는 다르기에 그에 맞는 베개를 선택해야 한다. 똑바로 누워 자는 경우도 있지만 옆으로 자기도 하고, 다리와 팔을 두는 각도도 각양각색이다. 오래된 습관으로 형성된 수면자세이기에 그에 적합한 베개를 잘 선별하도록 해야 한다. 사람마다 편안함을 느끼는 베개가 다른 것은 사람마다 경추 곡선과 두상이 달라서이다. 즉 목의 길이가 짧은지 긴지, 혹은 두상이 굴곡형 흔히 말하는 짱구인지, 직선형 소위 절벽형인지에 따라서 맞는 베개가 다르다. 따라서 베개는 직접 누워보고 베개 높이를 맞추도록 하라. 기능성 베개는 높이를 조절할 수 있고 목의 길이와 두상에 따라 알맞게 모양을 변형할 수 있게 나오는 제품들도 있으니 선택의 폭도 다양하다. 여러 가지를 경험해보고 자신에게 맞는 것을 찾도록 하자.

베개는 소재에 따라 솜 베개, 메모리폼 베개, 라텍스 베개, 구스다운 베개, 기능성 베개 등으로 나뉜다.

솜 베개는 익숙한 섬유소재로 저렴하고 오래 검증되었기에 피부 자극이 없어 널리 사용된다. 단점은 금방 꺼지고 내구성이 튼튼하지 못하다는 점이다. 메모리폼 베개는 일반적으로 금형 틀로 제작되어 특정한 곡선 형태를 띤다. 체압 분산효과가 좋고 베개의 곡선 형태가 자신에게 맞을 경우 확실히 편안하다.

반면 메모리폼 특유의 냄새가 날 수 있고 추운 곳에서 딱딱하게 느껴지는 단점이 있다. 보통 일주일 정도 환기하면 냄새가 사라지고 추운 곳에서는 온도 둔감형 메모리폼을 사용하면 된다.

천연고무로 제작된 라텍스 베개는 라텍스 특유의 탄력 느낌을 좋아하는 이들이 선호한다. 푹신하고 탄성이 좋아 체압 분산효과가 있으며, 온도와 무관하게 딱딱한 정도가 일정한 것도 장점이다. 한편 시간이 지나면 부스러지고 가루가 날릴 수 있다는 게 단점이다. 가루가 날리지 않도록 밀봉된 베개 피를 사용하고 공기와 습기의 접촉을 최소화하면 경화현상을 늦출 수 있다. 물론 적정기간 사용하고 자주 바꿔주면 문제를 해결할 수 있다.

구스다운 베개는 호텔 특유의 푹신함을 선호하는 사람들에게 맞다. 5성급 호텔에서 많이 사용되어 호텔 베개의 특별함을 안방에서 느껴보려는 이에게 적합하다. 자연소재라 안전하며 포근하고 따뜻한 느낌을 준다. 거위털이 공기층을 형성하여 여름에는 서늘하고 겨울에는 따스한 느낌이다.

마지막으로 기능성 베개는 인체공학적으로 경추를 지지할 수 있도록 제작된 베개를 일컫는다. 소재는 다양하지만 대개 폼 소재로 제작된다. 거북목이나 일자목인 사람들이 특별히 편안해한다. 하지만 고가이고 대부분 특정 모양으로 제작되기 때문에 두상과 목 길이가 맞지 않을 경우 불편할 수 있다. 따라서 직접 체험해 보고 선택하도록 하자.

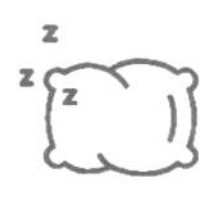

베개는 다양한 수면자세로 체험하라

베개를 체험해 볼 때 그냥 한번 머리를 대보는 수준인 사람이 많다. 그러나 제대로 체험하기 위해서는 자기가 평소 눕는 자세로 베개를 사용했을 때 편안한지 체크해야 한다. 보통 천장을 보고 자거나 옆으로 누워서 자는데 두 자세 모두 시험해 불편함이 없는지 확인하는 것이 좋다. 천장을 바라보고 똑바로 누운 자세에서는 베개의 높이와 곡선 등에 따라 편안함을 달리 느끼고, 옆으로 누운 자세에서는 귀에 쏠리는 압력 등에 따라 편안함을 달리 느끼기 마련이다. 천장을 보고 누운 자세가 편하더라도 옆으로 누운 자세가 불편하면 수면 중 깰 수 있다. 따라서 우리가 수면 중 취하는 모든 자세에 맞는 편안한 베개를 찾는 것이 중요하다. 이때 주의할 점은 두 가지이다. 베개 온도는 적정하게 유지되는가, 높이와 경도 역시 적정한지 체크해야 한다.

베개 온도는 적정한가?

자칫 간과하기 쉬운 게 베개의 온도다. 잠깐 누워보더라도 적정한 온도인지 반드시 체크해야 한다. 베개가 열을 흡수하는 정도가 중요한 것이다. 여름에는 시원하고 겨울에는 따스하게 유지되는 베개가 일반적으로 사용하기 편하다. 그런데 메모리폼 베개 중 일부는 여름에는 너무 덥고 겨울에는 딱딱해지는 특성을 보이는 경우가 있다. 잠깐 누워보더라도 적정한 온도가 유지되는지 반드시 확인할 필요가 있다.

높이와 경도가 적정한가?

베개의 편안함을 결정짓는 가장 큰 요소가 바로 베개의 높이와 푹신한 정도 즉 경도이다. 사람마다 편안함을 느끼는 높이와 경도가 다르기 때문에 나한테 잘 맞는지 확인해봐야 한다. 높이의 경우 현장에서 바로 파악이 어렵다면 높이조절이 가능한 베개를 구매하는 것도 방법이다. 경도의 경우 딱딱한 느낌에서 더 편안한지 푹신한 느낌에서 더 편안한지 확인해야 할 것이다. 또한 베개가 처음 경도 상태 그대로 얼마나 오랫동안 유지되는지도 살펴볼 필요가 있다. 소재에 따라서 처음의 경도가 오랫동안 유지되지 못하는 경우가 있기 때문에 전시된 제품 중에서 새 제품과 오래 전시되었던 제품의 차이를 느껴보는 것도 방법이다.

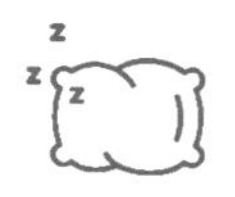

숙면을 돕는 침구류와 잠옷

이불 한 채가 혼수의 전부였던 시절이 있었다. 실제로 이불만 챙겨 신혼살림을 시작하지는 않았을 것이다. 다만 예로부터 우리 문화에서 이불만큼은 특별한 대접을 받아온 것은 분명하다. 사람 살이의 기본이 잠자리에 있다는 비유이기도 하다.

침구에도 트렌드가 있다. 두꺼운 솜이불이 가벼운 구스다운이 되기까지 우리가 덮어온 이불의 종류만 해도 산 하나는 거뜬히 쌓을 수 있을 정도이다. 주거문화의 변화와 함께 점점 가벼우면서도 땀을 잘 흡수하는 소재가 각광받고 있다. 침구에서도 중요한 것은 역시 디자인이기보다는 소재인 것이다. 요즘은 신소재다 뭐다 해서 마케팅적으로 많은 걸 내세우지만 역시 오랫동안 사용된 소재가 안전하고 검증된 것이다. 면과 같은 자연소재가 아크릴 같은 합성소재보다 통풍도 잘되고 습기가 잘 차지 않아 보편적으로 두루두루 애용되고 있다. 또 알레르기 프리 원단도 많이 사용되는데, 초극세사로 머리카락의 1/500 굵기라 미세먼지가 통과하지 못해서 먼지가 일어나지 않는다는 것이 장점이라고 한다.

침구를 고를 때는 통풍과 통기가 잘 되는지 확인하고 촉감이 자신에게 맞는지 살펴봐야 한다. 사람마다 편안함을 느끼는 촉감이 다르기 때문에 몸소 침구의 촉감을 확인하는 게 필요하다. 까끌까끌하고 시원한 섬유소재의 느낌에서 편안함을 찾는 이가 있는 반면, 어떤 이는 부드럽고 찰랑거리는 침구에서 편안함을 느낀다. 따라서 자신이 좋아하는 촉감을 찾으면서 동시에 통기와 통풍성이 좋은 자연소재를 선택하도록 한다.

잠옷은 입는 행위만으로도 수면에 도움이 된다. 매일 잠옷을 입고 자다 보면 잠옷으로 갈아입는 자체를 수면 과정으로 뇌에서 인식하기 때문이다. 즉 잠옷 입는 행위와 함께 뇌는 잠을 자기 위한 준비를 하는 것이다.

잠옷은 헐렁한 것이 좋다. 품이 넉넉한 것을 골라서 입으면 뒤척일 때도 편하고 잠이 잘 온다. 간혹 트레이닝복이나 편한 일상복을 입고 자는 경우도 있는데, 이것은 소매나 통이 작아서 통풍과 혈액

잠옷
· 일상복이 아닌 잠옷 착용
· 헐렁한 크기, 부드러운 느낌
· 통기성이 좋은 자연소재
· 자주 세탁하여 청결 유지
베개
· 적정온도 유지
· 높이와 경도가 적절
이불
· 면 – 통기성 좋고, 적정습도 유지
· 알레르기 프리원단 – 초극세사
· 좋아하는 촉감의 침구류 선택

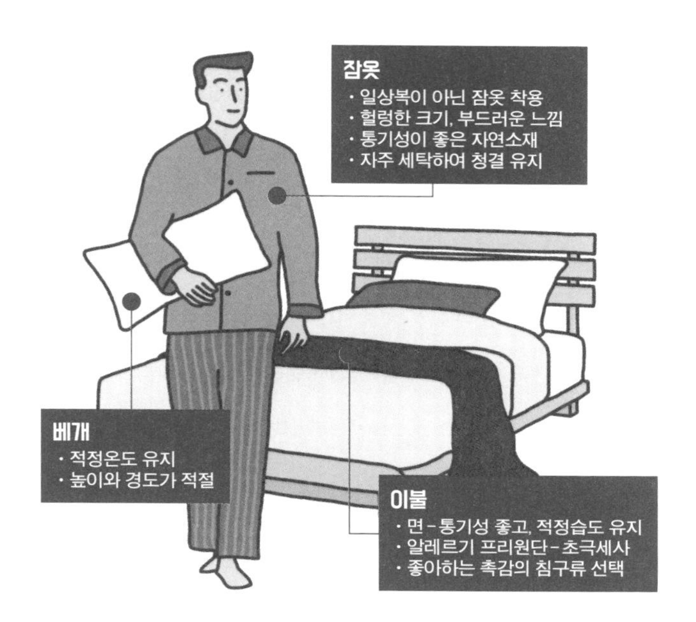

〈숙면을 돕는 침구류와 잠옷〉

순환에 좋지 않다. 헐렁하고 펄럭거리는 느낌의 부드러운 잠옷을 입고 자야 잠이 잘 온다. 소재는 되도록 자연 소재를 선택하면 좋다. 면 소재의 잠옷이 합성섬유 잠옷보다 통풍, 통기가 좋다. 잠옷은 항상 청결하게 세탁해야 한다. 자는 동안 몸에서 땀으로 배출되는 양이 250*ml* 수준이기에 자주 세탁해야 청결하게 유지할 수 있다.

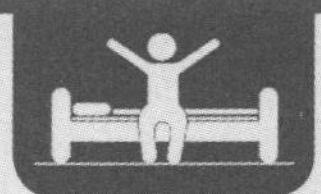

Good Sleep

#숙면에 좋은 체조

가벼운 스트레칭은 근육을 이완시키고 피로를 풀어주며 숙면에 도움을 준다. 다만 과도한 운동은 몸을 긴장시켜 수면을 방해하므로 주의해야 한다.

깍지 끼고 등 말기

해당 동작은 서거나 앉은 자세에서 손등이 바깥쪽을 향하게 하고 양손에 깍지를 낀 채 시작한다. 이어 양팔을 동시에 앞으로 쭉 뻗으며 등이 넓게 펴지는 느낌이 들도록 한다. 등의 상부와 견갑대의 근육들이 신전이 느껴질 때까지 시행한다. 숙면에 좋은 체조 마지막은 머리 잡고 목 측면으로 밀기다. 먼저 허리를 펴고 앉거나 선 자세를 취한 다음, 왼손을 머리 위로 가로질러 귀 윗부분까지 감싼다. 이어 왼손에 힘을 주어 머리를 왼쪽으로 당긴다. 반대쪽도 동일한 방법으로 수행한다.

고양이 자세

고양이 자세는 바닥에 무릎을 꿇고 어깨너비로 벌리고, 양손은 상체와 다리의 각이 90도가 되게끔 바닥을 짚어준다. 양손의 간격도 어깨너비로 벌리고 발등과 발가락이 완전히 바닥에 닿게 한 후, 등을 평평하게 한다. 이어 복부에 힘을 주면서 등과 허리를 위로 둥글게 만들어 자세를 유지한 후 다시 허리를 내려 아치를 만든다.

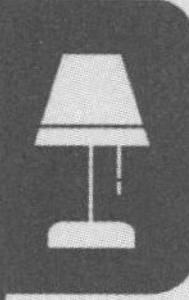

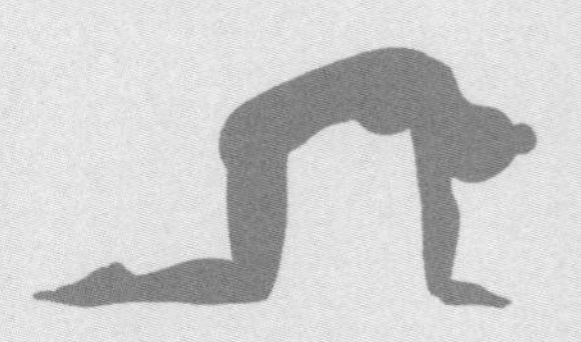

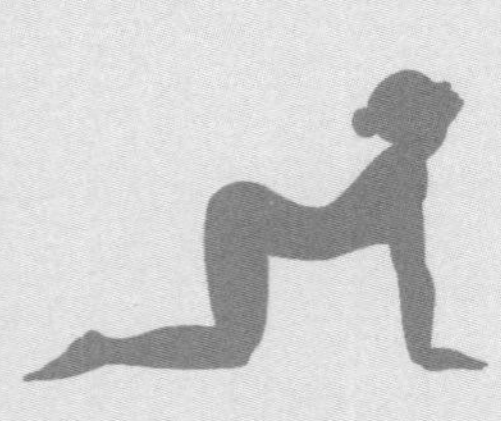

누워 무릎 잡고 몸 쪽으로 당기기

우선 다리를 곧게 펴고 바닥에 눕는다. 그다음 왼쪽 무릎을 굽히고, 왼쪽 무릎을 양손으로 잡아 가슴까지 당긴다. 이어 둔부와 허벅지 뒤쪽의 근육에 신전을 느낄 때까지 잡아당긴다. 같은 동작을 오른쪽 다리도 반복한다.

무릎 꿇고 엎드리기

무릎을 바닥에 대고 발등이 바닥에 닿게 앉는다. 이어 양팔을 앞으로 쭉 뻗으며 손과 이마가 바닥에 닿을 정도로 천천히 숙인다. 최대한 숙인 후 자세를 유지한다.

몸통 비틀기

먼저 다리를 쭉 뻗은 상태로 바닥에 앉는다. 이어 상체를 곧게 하고 오른쪽 무릎을 구부린 상태로 오른쪽 다리를 왼쪽 다리 위로 겹친다. 오른발은 왼쪽 무릎의 바깥쪽의 바닥에 놓는다. 이후 상체를 오른쪽으로 틀어 왼쪽 팔꿈치를 오른쪽 무릎의 바깥쪽에 놓는다. 오른 손바닥을 둔부에서 30~40cm 뒤쪽 바닥에 위치한 상태로 머리와 어깨를 오른쪽으로 근육의 당김이 느껴질 정도로 틀면서 오른쪽 무릎으로 왼쪽 팔꿈치를 고정시킨다. 같은 동작을 반대쪽도 반복한다.

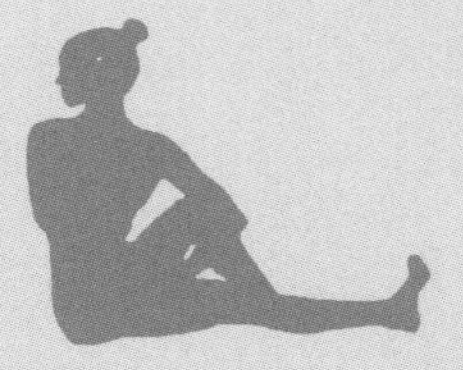
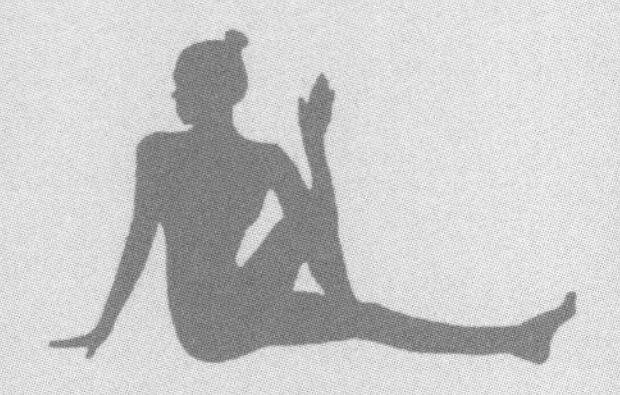

5부

인생을 바꾼 바른 수면 이야기

z
z
z

Good Sleep
Good Life

CHANGE
LIFE

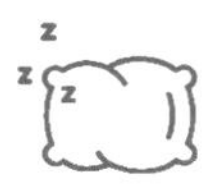

국가대표 축구선수, 시차 적응과 회복능력을 증진시키다

성공하는 사람들의 특징은 자기 분야에 대한 확신이라 할 수 있다. 직업이든 학업이든 끝을 보겠다는 의지를 가진 재능은 언제나 성실하고 도전적이다. 그들은 나이가 어리지만 성공에 대한 열망과 직업의식으로 똘똘 뭉쳐 있다. 누구보다 자신을 믿는 그런 재능의 유망주를 만나는 일은 그래서 즐겁다.

연령별 국가대표 축구선수가 수면연구소를 찾아온 적이 있다. 뛰어난 실력과 성실함까지 갖추었던 그 선수는 훌륭한 경기력을 보이며 필드를 거침없이 누비고 있었고, 아무런 문제가 없어 보였다. 그러나 국가대표 축구선수 수면컨설팅을 진행하면서 두 번 놀랐다. 첫

째는 국가대표 축구선수임에도 불구하고 수면 전문 코칭과 조언이 없음에 놀랐고, 둘째는 구단에서 제공하는 매트리스가 저렴한 보급형 매트리스라서 놀랐다. 명색이 국가대표선수이고 명문구단의 유망주인데, 수면에 관해서는 기본적인 관리조차 받지 못하고 있었던 것이다. 해외거주 운동선수라는 점에서 두 가지 주안점을 두고 컨설팅을 진행하였다.

'시차 적응'이 가장 우선순위였다. 유럽과 아시아, 남미 등을 오가며 시합을 치러야 하기에 시차 적응 방법을 터득하는 것이 매우 중요했다. 직장인도 해외출장에서 간혹 밤낮이 바뀐 채 비즈니스에 임하는 게 쉽지 않건만 몸을 이용하는 운동선수들이 겪는 시차는 훨씬 직접적이다. 밤에 깨어 있고 낮에 졸린 상태로 국가대항전 축구경기를 치러야 한다는 것은 생각만 해도 존경스러울 지경이다. 비몽사몽으로 일을 보기도 어려운데 2시간 가까이 공을 차야 한다니, 과히 초인적인 능력이 아닐 수 없다. 어떻게든 시차에 적응한 상태에서 경기에 임할 수 있도록 하는 것이 우리 과제였다.

다음은 '경기력 향상'이었다. 중요한 경기를 앞두고 잠을 푹 자야지만 최상의 컨디션으로 경기에 임할 수 있다. 또한 지친 몸의 컨디션을 끌어올리는 가장 좋은 방법도 수면이다. 레알 마드리드의 C 호날두 선수는 평소 충분한 수면을 취해 체력을 회복하는 것으로 유명하다. 밤에 8시간, 낮에 2시간씩 꼭 수면을 취하여 지친 근육을 풀고, 최상의 컨디션을 유지한다고 한다.

시차 적응을 위한 수면프로그램

시차 적응을 위해서는 시간이 필요하다. 사람에 따라 조금씩 다르지만 일반적으로 1시간 차이당 하루 정도 소요된다고 한다. 즉 8시간 차이 나는 곳으로 이동하면 8일 정도 지나야 현지 시각에 생체시계가 맞춰지게 된다는 것이다. 그런데 보통 축구선수들 일정은 도착 후 이삼일 만에 경기에 뛰어야 하는 경우가 많다. 그래서 짧은 시간에 시차 적응을 할 수 있는 수면방법을 제시하였다.

출국 일정에 앞서, 경기가 치러질 현지 경기 시각에 생체시계를 맞추는 작업을 출발 전부터 진행하였다. 가령 스페인과 한국의 시차는 8시간이다. 한국이 스페인보다 8시간 빠르다. 시차 적응을 위하여 한국으로 출발하기 8일 전부터 평소보다 한 시간씩 늦게 자고 한 시간씩 늦게 일어나는 수면패턴으로 변경하였다. 3일 전부터는 두 시간씩 늦게 자고 늦게 일어났다. 한국에서 스페인처럼 서쪽으로 이동하는 경우는 하루가 길어지기 때문에 생체시계 적응이 상대적으로 수월하다. 하지만 반대로 스페인에서 한국으로 동쪽 방향의 이동은 자연적인 수면리듬을 역행하는 것이기에 생체시계를 현지 시각에 맞추는 것이 까다롭다. 그래서 출발 전부터 미리 현지 시각에 맞게 수면시간을 조정하였다.

출발 이후, 공항에서부터 한국 시각에 맞게 시계를 세팅하여 도착할 곳의 생활리듬을 갖도록 하였다. 비행기 기내식도 한국 기준 식사시간이 아니면 먹지 않았고, 설사 먹더라도 소량으로 하였다. 대

시간, 낮에 2시간씩 규칙적이고도 충분한 수면으로 체력을 회복한다고 한다. 호날두의 하루일과는 식사-훈련-수면으로 매우 단조롭다. 하지만 그는 최고의 경기력을 위해 시즌 중 규칙적인 일과를 성실히 수행한다. 충분한 수면으로 신체능력을 극대화시키는 것이다. 말하자면 호날두의 낮잠 2시간은 전문가의 상담을 거친 전문적인 프로그램이라는 것이다.

영원한 캡틴 축구선수 박지성이 오랫동안 활약했던 맨체스터 유나이티드에는 수면코치가 따로 존재한다고 한다. 수면코치는 선수들의 수면습관과 시차 적응을 전문적으로 돕는다. 그런데 세계적인 구단과의 차이, 성인 리그와 유소년 리그의 차이를 인정한다 하더라도 우리 축구선수의 수면환경은 형편없었다. 구단에서 제공하는 숙소라는 제약이 있었기에 제한된 범위 내에서 수면환경을 개선해야 했다. 일단 매트리스 교체가 급선무였다. 구단 제공 매트리스는 저렴한 보급형으로 성장기에 격렬한 운동을 하는 선수에게 적합하지 않았다. 또 빛과 소음을 차단하도록 하고 수면 호흡법을 통해 아주 평안하게 잠들 수 있게 하였다.

운동선수는 이동이 잦고 신체 변화도 심해 자칫하면 수면장애를 겪을 위험이 항상 도사리고 있다. 특히 성장기에 있는 운동선수는 시합에 참여하는 한편 팀을 이동한다거나 아예 리그를 옮기는 일도 있을 수 있으니 어떠한 경우에도 푹 잘 수 있는 환경을 만들어 주는 것이 무엇보다 중요하다 하겠다.

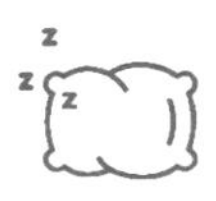

피겨 유망주에게 세계대회 1위의 발판을 마련해주다

'제2의 김연아'로 불리는 피겨스케이팅 유망주의 수면 컨설팅을 진행할 때의 일이다. 외관상으로는 수면에 전혀 문제가 없어 보이는 선수였다. 아직 10대 초반 성장기이고 신체 건강한 선수이기에 수면 이상이 있을 확률은 매우 희박했다. 그런데 이상하게 잠을 자도 피로가 잘 풀리지 않는다는 것이다. 보다 정밀한 검사가 필요했기에 우리는 서울대 병원에 의뢰하여 수면 다원검사를 받도록 도와주었다.

'수면 다원검사'는 자는 동안 발생하는 뇌파와 신체 움직임을 분석하여 수면에 문제가 없는지 확인하는 과정이다. 수면의 구조와 기능, 수면 중 발생한 사건 등을 객관적으로 평가하기 위한 검사인데 수면을 X-RAY로 찍어서 보는 것과 같다. 매우 정밀한 검사로 수면하는 동안 뇌파 안구운동과 하악 근전도, 다리 근전도, 심전도, 코골이, 혈압, 호흡, 호흡운동, 산소포화도 등을 종합적으로 측정한다. 자는 장면을 기록한 뒤 종이기록과 영상기록을 수면의학 전문의와 수면검사 전문기사가 함께 분석하여 어떤 점에서 잠을 제대로 못 자는지 판별하는 검사이다.

스케이팅 선수의 수면 다원검사 결과는 놀라웠다. 그 또래에서는 극히 드문 수면 무호흡증 증상이 발견된 것이다. 수면 무호흡증은 말 그대로 자는 동안 호흡이 원활히 이뤄지지 않는 것을 의미한다. 당장 어떻게 잘못되는 심각한 질환은 아니지만 자는 동안 뇌로 산소가 공급되지 않기 때문에 잠을 자도 잔 것 같지가 않고 피로가 풀리지 않는다. 격렬한 운동을 하는 운동선수에게 수면 중 피로가 회복되지 않는 것은 매우 큰 문제이다. 게다가 수면 무호흡증은 피로 누적뿐만 아니라 수면하는 동안 이루어져야 할 뇌 활동이 제대로 이루어지지 않아 기억력 저하와 운동능력 저하를 불러올 수도 있다.

우리는 수면 다원검사 내용을 바탕으로 수면 무호흡증 개선 치료에 들어갔다. 수면 무호흡증을 개선하기 위해서는 수술을 하거나 기구를 사용하거나 체중을 감량하는 방법 등이 있다. 즉 수면 중 호흡이 원활할 수 있도록 기도폐쇄 부위를 수술하는 방법, 양압기를 사용하여 무호흡증을 개선하는 방법, 체중을 감량하여 기도의 공기순환 통로를 확보하는 방법이다. 서울대병원 수면의학센터 수면 전문의 교수님의 조언에 따라 선수는 이 양압기를 사용해 수면 무호흡증을 치료하기로 하였다. 양압기 치료는 비수술 치료 방법의 하나로, 기기를 이용해 좁아진 기도에 산소를 불어 넣어 주는 방법이다. 시간이 지나도 호전이 안 될 경우 수술을 하기로 하였다. 다행히 선수는 양압기 사용으로 수면 무호흡증이 개선되어 수술하지 않아도 되었다. 선수는 이후 자도 자도 피곤한 증상이 없어지고, 바쁜 훈련일과 속에서 쪽잠을 자더라도 푹 잘 수 있게 되었다. 덕분에 기량이 월등히 상승하여 세계적인 스케이팅 대회에서 1위를 차지하기도 하였다. 이처럼 운동선수에게 수면은 중요하다고 할 수 있다.

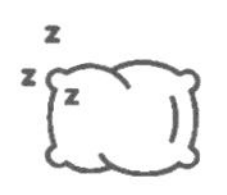

바둑기사의 불면 해결은 심리상담으로

구글에서 개발한 인공지능 알파고와 이세돌 9단과의 바둑대전은 2016년 화제의 사건이었다. 유비쿼터스의 현실화로 이미 우리 생활 가까이 들어와 있는 인공지능이 결코 점령할 수 없는 최후의 영역으로 평가되었던 게 바둑이었다. 인공지능은 서양 장기인 체스는 물론 각종 게임에서 차근차근 인간을 물리치고 본좌에 등극하고 있었다. 그랬기에 인간지능의 결정체라 자부하던 바둑계의 지존 이세돌 기사와의 대결은 시작 전부터 세계의 이목을 끌었다. 수많은 경우의 수 때문에 바둑만큼은 인공지능이 넘볼 수 없을 거라는 예상과 기대가 뒤섞였다. 하지만 모두의 기대와 바람을 깨고 이세돌 9단은, 아니 인간은 인공지능에 패배했다. 1승 4패. 이세돌 9단의 네 번째 대국은 인간이 인공지능 알파고를 이긴 단 한 번의 승리로 현재까지 기록되고 있으며 앞으로도 그러할 것이다. 대국을 지켜봤던 많은 이들이 까닭 모를 패배감과 허탈감을 느꼈다고 했다. 하물며 바둑기사들이야 오죽했겠는가. 패배가 확정된 후 복기하는 이세돌 9단의 표정에는 수많은 바둑기사들의 억눌린 감정이 담겨 있었을 것이다. 수백 년간 인간이 쌓아온 바둑의 정석이라던 기존의 틀을 깨부수고 완전 새로운 수로 바둑의 역사를 제압했다는 것에서 바둑기사들은 많은 충격을 받았다고 한다.

세기의 대국이 끝나고 얼마 지나지 않아 바른수면연구소로 프로 바둑기사가 찾아왔다. 바둑에 대한 관심이 그 어느 때보다 뜨겁던 무렵이었다. 기사는 일전에 중요한 대국을 앞두고 잠을 설쳐 패배한 적이 있다고 했다. 이후 트라우마가 생겨 대국 전날 잠을 제대로 잘 수 없음을 호소하였다. 커리어에 중요한 대국이 보름 앞으로 다가왔는데 전날 또 잠을 설쳐 경기에 집중하지 못하여 패배하면 어떨지 근심이 많았다. 몇 가지 질문으로 수면패턴과 수면환경을 체크하였다. 규칙적으로 자고 일어나며 수면시간도 하루 7시간 일정하게 유지하고 수면환경도 양호했다. 낮에 졸리지도 않으며 불면증이나 수면부족으로 진단할 근거가 없었다. 수면으로 인한 일상생활 문제는 발견되지 않았으며 다만 심리 문제였다. 잠을 설쳐 대국을 망친 한 번의 경험이 트라우마로 작용해 중요한 시합을 앞두고 잠이 쉽사리 오지 않는다는 것이었다. 심리적인 부분만 해결하면 되는데, 심리 문제는 복합적이기에 오히려 쉽지 않았다. 결국 문제의 극복은 본인에게 달려 있었다.

일단 프로바둑기사에게 현재 수면패턴과 환경에 문제가 없음을 꼼꼼하게 설명하여 불안감을 제거해 주었다. 오히려 바른수면연구소를 찾아온 사람 중 수면패턴이나 수면의 양이 매우 훌륭한 수준이라고 하자 안심하는 모양새였다. 문제는 한 가지, 중요한 대국을 앞둔 전날 어떻게 하면 편하게 잠들 수 있을지였다. 그래서 지난번 대국 전날 잠을 설쳐 경기에 패했던 경험을 구체적으로 질문했다. 중요한 대국이어서 푹 자야겠다는 생각에 평소보다 일찍 잠자리에 들었다고 했다. 완벽해지려는 마음에 평소 취침시간인 10시 반보다 2시간 30분 일찍 잠자리에 들었던 것이다. 밥 먹은 지 한 시간도 채 되지 않은 상태였다. 생각보다 많은 사람들이 흔히 범하는 실수인 과유불급에 해당한다.

잠자리에 들 때는 바로 잠들 수 있는 상태에서 자는 것이 좋다. 최악은 잠은 안 오고 침대 위에 멀뚱멀뚱 누워 있는 시간이 길어지는 것이다. 이 시간이 15분을 넘기면 안 좋고, 30분을 넘기면 침대 밖으로 나와 다른 일을 하면서 잠들 수 있는 상태가 되었을 때 다시 잠자리에 드는 것이 좋다. 프로바둑기사에게 이 부분을 설명해주었다. 중요한 대국일수록 평소처럼 잠자리에 들도록 하고, 그냥 별생각 없이 편안하게 생활하고 잠자리에 들어야, 잠도 더 잘 오고 숙면할 수 있다고 했다. 바둑기사는 수긍하면서도 의심쩍은 바를 털어놓았다. 만약 10시 반에 누웠는데 잠이 안 오면 더 초조해질 것 같다고 했다. 그러니 일찍 누워서 잠들기 위한 시도를 하는 게 좋지 않겠냐는 것이다. 그렇지 않다. 과유불급이라는 말이 허투루 있는 게 아니다. 너무 잘하려고 하다 보면 일을 망치는 법이다. 평소처럼 잠자리에 드는 것이 더 낫다. 그럼에도 정 불안하다면 30분 정도 일찍 누울 수는 있을 것이다. 그 정도로는 불안감도 해소하고 평소와 크게 다르지 않기에 잘 잘 수 있을 것이라고 설명했으나, 프로바둑기사의 걱정은 온전히 씻기지 않았다. 평소처럼 10시 반에 누웠다가 잠을 못 이뤄 30분 뒤 일어나서 주위를 환기시키고 다시 자려고 했는데, 그때 만약 잠이 안 온다면 어떻게 하느냐는 걱정이었다.

심리 문제는 이런 경우가 많다. 꼬리를 물고 늘어지는 걱정, 충분히 그럴 수 있었다. 이때 필요한 건 상담자의 위로와 신뢰였다. 프로바둑기사의 마음고생에 충분히 공감해주고 이제 그에게 신뢰를 줘야 하는 것이다. '지금 기사님은 수면이 부족한 상태가 아니기에 막말로 하룻밤을 설친다고 경기력에 큰 영향을 주지 않는다. 만에 하나 진짜 잠이 안 와 밤을 꼴딱 새우고 대국에 임하더라도 눈을 감고 수면시간만큼 누워 있는 것만으로 우리 몸은 휴식을 취하는 셈이다. 따라서 하루 정도 그렇게 경기에 임해도 그 때문에 경기를 망칠 일은 없으니 대범하게 경기에 임하라'고 조언하였다. 프로바둑기사는 그제야 안심하며 자신감을 보였다. 바른수면연구소를 찾아오기 전,

자신이 수면에 큰 문제가 있으면 어쩌나 걱정하여 고민이 많았는데, 수면에 큰 이상이 없다고 하니 오길 잘한 것 같다고 했다. 또 조언대로 대국 전날 부담을 떨치고 마음 편히 못 자도 좋게 생각하겠다고 했다.

보름 후 필자는 바둑 TV를 통해 프로바둑기사의 경기를 챙겨보았다. 바둑기사는 경기 전 눈빛이 살아있고 컨디션이 좋아 보였다. 전날 잠을 잘 잤다는 것을 화면만으로도 느낄 수 있었다. 대국 승리 후, 프로바둑기사가 감사의 뜻으로 난을 보내왔다. 연구소가 더 번창하길 기원한다며 감사의 뜻을 전해왔다.

중요한 시험이나 경기를 앞두고 있다면, 그리고 전날 잠을 설치게 될까 걱정된다면, 이거 하나만 기억했으면 좋겠다. '맘 편히 먹고 평소와 같이 자면 된다' 하루 못 잔다고 기량에 엄청난 차이가 나는 것은 아니다. 대범하게 생각하고 임하면 역설적으로 평소보다 더 푹 잘 수 있다. 하루 못 잤다고 인생의 중요한 시험이나 경기를 망치지 않는다. 오히려 진짜 중요한 일을 그르치는 것은 잠을 설쳤으니 나는 잘하지 못할 거라 생각하는 바로 그 부정적인 생각이다. 강박에서 벗어나 숙면을 취하길 바란다.

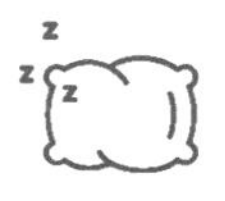

중위권 학생, 수면개선 후 서울대에 들어가다

바른수면연구소를 찾아온 고3 남학생은 공부하려는 의지가 굉장히 강했다. 공부를 잘하고 싶고 성적을 올리고 싶은 의욕이 충만하여 하루에 5시간씩 자면서 공부를 한다고 했다. 우리를 찾은 목적은 지금 5시간 자고 있는데 이를 4시간으로 줄이면서도 5시간 이상 푹 자는 효과를 얻고 싶다는 것이다. '4당5락'이라는 이야기를 들으니 불안하다고 했다.

우리 연구소에서는 학생의 수면패턴과 하루일과를 체크했다. 학생은 보통 1시에 잠들어 6시에 일어난다고 했다. 성적은 반에서 10등 정도로 중상위권이지만 5등 이내에 들고 싶고 마음 같아서는 1

등을 하고 싶다고 했다. 학생은 수면시간을 4시간으로 줄이고 5시간 자는 효과를 얻는 방법을 궁금해했다. 우리는 학생 의뢰와는 정반대의 제안을 하였다. 수면시간을 6시간 이상으로 늘릴 것. 학생은 어리둥절해 했다. 잠을 줄이되 효율적으로 자고 싶어 방문했는데 수면시간을 늘리라니, 고3 수험생에게 잠을 더 자라고 조언했으니 그럴만도 하다. 하지만 성적을 올리고 싶으면 잠을 푹 자야 한다. 그래야 성적이 오른다. 맑은 정신에 공부하는 것이 중요하다.

보통 학생들이 잠을 줄이는 이유로 공부할 시간이 없어서라고 한다. 하지만 정말 그럴까? 수면연구소를 찾아온 학생도 마찬가지였다. 우리는 학생에게 순수한 공부시간을 재볼 것을 권하며 스톱워치를 선물했다. 스톱워치로 공부하는 시간을 측정해 보고 1주일 뒤 다시 이야기하자고 했다. 1주일 뒤 학생은 기록지와 함께 찾아왔다. 결과는 놀라웠다. 이 학생은 1시부터 6시까지 잠을 자는 5시간을 제외하고는 공부 외에 특별한 활동은 하지 않으니 공부시간도 엄청난 줄 알았다. 하지만 학생이 기록한 순수 공부시간은 9시간에 불과했다. 24시간 중 5시간을 자고 9시간을 공부하면 나머지 10시간은 어떻게 쓰일까? 넉넉하게 식사 시간을 3시간으로 잡고, 이동시간을 2시간으로 잡아도 나머지 5시간은 어디 간 것일까? 알게 모르게 버리는 시간이다. 친구들과 별생각 없이 떠드는 시간, 스마트폰으로 웹툰을 보고 SNS를 잠시 확인하는 시간, 책상에 앉아서 집중 안 하고 어영부영하는 시간이었다. 그나마 이 학생의 사정은 양호한 편이다. 실제로 측정해보면 하루 6시간 이하로 공부하는 수험생도 많다. 그럼에도 학생은 충격받았다. 나름대로 종일 공부한다고 생각했는데 진짜 집중해서 공부하는 시간이 9시간 남짓에 불과하다니.

심층 인터뷰를 해보니 학생은 5시간을 잔 후 스스로 잠이 부족하다고 느꼈단다. 그래서 졸려 잠을 쫓느라고 이야기하고, 음료를 마시고, 때로는 멍 때리고, 머리가 잘 안 돌아가서 주위 환기하는 등에 시간을 허비한 것 같다고 했다. 평소에는 느끼지 못했는데 순수 공부시간을 측정해보니 졸음을 극복하기 위해 사용한 시간이 많다고 느꼈다는 것이다. 학생이 직접 느낀 바 있으니 상담이 더 원활하고 쉬워졌다. 우리는 학생에게 6시간 이상 충분한 수면시간을 확보하라고 했다. 그리고 허비하는 시간을 최소화하여 공부시간을 확보하는 것으로 공부에 대한 전략을 바꿔주었다. 고맙게도 학생은 우리의 충고를 충실히 따라 주었다.

학생은 이동하거나 밥 먹을 때 단어를 암기하고 영어 듣기 공부를 하는 등 자투리 시간을 최대한 활용하는 것으로 생활패턴을 바꿨다. 스마트폰을 사용하지 않고, SNS를 모두 탈퇴하여 시간을 허비할 만한 요소는 사전에 제거하였다. 부모님께 부탁하여 집에 TV도 없애고, 컴퓨터는 인터넷 강의를 듣는 용도로만 정해진 시간에 사용하는 규칙을 정하고 이를 철저히 실행해나갔다. 그러자 정체되어 있던 성적도 올라가기 시작하였다. 반에서 10등까지는 우직하게 공부하면 됐지만 그 이상으로 올라가기 위해서는 우선순위를 정하고 또렷한 정신으로 집중력 있게 원리를 이해하며 공부하는 것이 필수이다. 이 학생은 수면시간을 6시간에서 7시간 수준으로 유지하며 집중력 있게 공부하였고 한 학기 만에 반에서 3등 안에 드는 쾌거를 이루었다. 실제로 상위권 학생의 공부 방식을 보면 수면시간에 그리 집착하지 않는다. 오히려 중하위권 학생들이 의욕은 앞서고 방법을 모를 때 잠을 줄이고 공부하는 경향이 있다. 하지만 이런 방식으로는 성적도 오르지 않고 몸만 피곤해져서 '나는 공부해도 안 되나 보다'라는 잘못된 결론에 이르고 쉽게 포기하게 된다. 성적을 올리기 위해서는 잠을 줄이는 것보다 깨어있는 시간을 온전히 활용하는 것이 훨씬 중요하다. 뇌는 자는 동안 공부한 것들을 정리하기 때문에 충분히 정리할 시간을 뇌에 주지 않으면 공부한 것이 정리가 잘되지 않고, 암기한 내용이나 이해한 내용이 머릿속에 잘 남지 않게 된다.

우리를 찾아온 이 학생도 수면의 중요성을 깨우치고 나서 승승장구하였다. 수험생활 동안 집중력 있고 효율적으로 공부하였고 결국 서울대학교에 입학하게 되었다. 전교에서 가장 많은 성적향상을 일궈낸, 학교의 전설로 남게 되었다. 열정이 넘쳤지만 방법을 몰라 헤매던 학생은 운 좋게 바른수면연구소에서 컨설팅을 받아 공부 방향을 잡고 시행착오를 최소화하여 성적의 수직상승을 일궈낼 수 있었다. 이처럼 잠재력과 열정은 있지만 '4당5락'과 같은 잘못된 생각에 사로잡혀 잠을 줄이기 위해 고군분투하는 학생들이 너무나 많다. 잠을 줄이면 열심히 공부하고 있는 것 같고 최선을 다하고 있으며 떳떳하다는 착각에 빠진다. 하지만 이건 자기만족과 자기 위안일 뿐 실제로 성적향상에는 도움이 되지 않는다. 열의를 갖고 열심히 공부하고 싶다면 실제 순수 공부시간부터 측정해보고, 어디에 시간을 허비하는지부터 파악할 필요가 있다.

수면시간을 줄이는 것은 추천하지 않는다. 수면시간을 줄여서 확보하는 시간이 두세 시간이라면 쓸데없는 데 허비하는 시간은 대부분 그 이상이다. 차라리 허비하는 시간을 줄이고 잠은 충분히 자서 전날 공부한 내용이 머릿속에 차곡차곡 정리될 시간을 가져라. 이것은 수면연구소를 찾아왔던 그 학생이 후배들에게 전하는 전언이다. 학교의 전설이 된 이 학생은 후배들에게 잠의 중요성을 토로하고, 잠을 줄이며 공부하는 것에 대한 허상을 역설하는 이른바 수면 전도사가 되었다. 성적의 수직상승을 이루어 서울대학교에 입학한 모교 선배가 해주는 이야기이니만큼 후배들도 더욱 귀 기울여 듣는다는 소문이다. 바른수면연구소로서는 뿌듯한 일이 아닐 수 없다. 공부를 잘하고 싶으면 잠부터 챙겨야 한다.

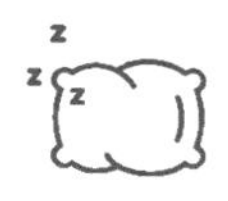

인기 여가수 쪽잠 잘 자고 모두가 행복해진 프로젝트

'걸어 다니는 중소기업'이라 불리는 가수가 몇몇 있다. 워낙 많은 행사장을 다니며 그 수익금 또한 엄청나 대중들이 붙인 별칭이다. 바른수면연구소로 이들 중 행사의 여왕이라 불리던 유명 가수의 매니저가 찾아왔다. 하루에도 여러 군데 행사를 다니다 보니 가수 체력이 떨어지는 게 회사로서도 걱정이라 했다. 그러면서 무명생활을 오래 했던 가수 역시 어렵게 잡은 기회이고 연예인이라는 직업의 특성상 내리막이 있을 수 있어, 많은 분이 찾아줄 때 열심히 활동하고 싶은데 잠이 부족해서 고민이라는 가수의 말을 전했다.

프라이버시 관계로 매니저를 통해 상담을 시작했다. 하루 일정을 체크해 봤더니 과연 강행군이었다. 보통 5시 반이면 기상해서 아침에 라디오 스케줄을 마친 뒤 방송 촬영과 광고 촬영을 하고 오후부터는 행사장을 전국적으로 돈다고 했다. 그러다 보니 차 안에서 자는 경우가 많은데 밴 차량이 넓기는 하지만 아무리 그래도 제대로 자기 어렵고 자꾸 깨서 힘들다고 했다. 우리는 의뢰인의 차량을 점검했다. 차량 좌석을 뒤로 확 젖히면 거의 침대처럼 쓸 수 있었다. 또 연예인 차량 특성상 선팅이 되어 있어 빛은 잘 차단되고 있었다. 그런데 여가수는 좌석을 완전히 젖히고 누워서 자는 것은 오히려 더 불편해해서 좌석을 살짝 젖히고 앉은 자세로 잔다고 했다.

차량을 이동하면서 편히 잘 수 있도록 차 안을 리모델링하는 수준으로 바꿔 주었다. 차량 내부에서 수면에 필요한 것들을 제작하고 세팅해 주는 과정이었다. 일단 고품질의 수면안대를 제작했다. 아무리 선팅을 해도 차량 내부 불빛도 있고, 밖에서 조명이 들어오기 때문에 부드러운 소재의 수면안대가 필요했다. 부드러운 촉감에 고무밴드가 아닌 벨크로 테입이 고정하는 형태로 만들어 머리를 조이는 느낌 없이 사용할 수 있도록 해주었다. 그리고 차음을 위해 귀마개 두 개를 준비하였다. 하나는 일회용 귀마개로 귀에 꽂고 쓰는 것이고, 다른 하나는 사격장에서 쓰는 헤드폰 타입의 귀마개였다. 이 두 개를 동시에 착용하면 소리가 거의 들리지 않아 푹 잘 수 있다. 헤드폰 형태의 귀마개는 여름에 덥게 느낄 수가 있어 귀에 닿는 부분을 시원한 소재로 교체하였다. 그리고 목베개를 준비했다. 목베개는 메모리폼 형태로 제작해서 여가수의 체형에 맞췄다. 형상기억 폼으로 제작한 목베개로 어떤 자세로 기대더라도 편안함을 느끼게 제작하였다. 폼의 특성상 여름에 더울 수 있어 폼에 쿨젤을 추가하여 여름에도 시원한 느낌으로 사용할 수 있도록 하였다. 그리고 차량에서 입는 수면바지와 수면양말을 제작하였다. 잠을 푹 자기 위해서는 자기 전에 나만의 의식과도 같은 루틴이 있으면 좋다. 자기 전 동일한 의식이 반복되면 신체도 수면 준비를 하게 되고 몸이 기억하는 수면모드로 접어들 수 있다. 그래서 수면바지와 수면양말을 차량에서 자기 전에 입도록 하였다. 마지막으로 차량좌석에 깔 수 있는 얇은 슬림 매트리스를 제작하였다. 두께 3cm의 타퍼로 제작된 이 매트리스는 통풍이 잘되고 부드러운 쿠션감이 있어 차량의 좌석을 매트리스와 같은 느낌으로 바꿔주었다. 앉아서 잘 때도 깔면 좋지만, 누워서 깔고 자도 편안한 매트리스를 마련해 주었다.

이렇게 수면용품으로 완전히 세팅된 차량을 보냈다. 가수가 만족해할 거라는 자신이 있었다. 과연 몇 달 후 매니저가 찾아와 고맙다며 선물을 건넸다. 여가수의 사인 앨범에 손편지도 있었다. 덕분에 이동 중에도 이제 꿀잠을 잘 수 있어 피로가 많이 풀렸다며 소속사 후배 가수들에게 자신이 선물하고 싶다며 5개 차량에 수면용품을 세팅해줄 것을 의뢰하였다. 여가수도 매니저도 소속사도 우리도 매우 행복한 프로젝트였다.

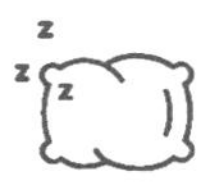

파일럿의 불면, 동일한 수면환경으로 극복하다

수면의 중요성을 인지하는 기업이 늘어나면서 바른수면연구소로 수면 관련 강의를 요청하는 경우가 많아졌다. 모 항공사에서 파일럿과 승무원들을 대상으로 수면관련 강의를 한 적이 있었다. 비행시간이 길고, 시차 적응 등으로 인해 수면패턴이 불규칙하거나 불면증에 시달리는 승무원과 파일럿이 적잖았다. 강연 전 자가 점검 테스트 결과 80% 이상의 참가자들이 수면부족 혹은 불면증 초기증세를 겪고 있었다. 강연은 시차 적응을 주제로 진행되었다. 매일같이 높은 상공에서 대륙을 넘나들며 일하다 보니 시차 적응을 성공적으로 하는 것이 수면의 질 개선에 가장 큰 도움이 될 것이었다. 자신들의 문제이기에 모두 강의에 집중하였고 강연 분위기도 무척 좋았다.

Q&A 시간에는 평소 궁금했던 수면 관련 속설들에 대해 많이 물어왔다. 수면에 대한 잘못된 인식을 수정할 수 있는 귀중한 시간이기도 했다.

강연이 끝나고 40대 초반의 남자 직원이 찾아왔다. 항공사 파일럿인 그는 도착지 호텔에서 잠을 제대로 못 자서 간혹 비몽사몽으로 비행하는 경우가 생겨 큰 걱정이라는 것이다. 심각한 상황이 아닐 수 없었다. 수면문제 때문에 항공 스케줄이 여유로운 항공사로 이직도 고려하고, 심지어 직무 변경도 고민 중이라 했다. 직업상 수면환경이 일정하지 않다 보니 남의 집에서 자는 것 같고 아늑한 느낌이 없어서 자기 힘들다는 것이다. 충분히 이해 가는 상황이었다. 집 떠나 잠을 잘 못 자는 사람들이 의외로 많다. 여행지에서 잠을 못 잔다든지 합숙교육에서 잠을 설치는 사람도 흔하다. 남자들은 특히 입대 첫날밤 기억이 생생할 것이다. 환경이 바뀌면 편안한 마음으로 잠을 자기 힘든 건 인지상정이다. 그런데 파일럿의 경우 도착지마다 다른 호텔에서 잠을 자야 되니 잠을 설치기 일쑤인데, 그게 직업적으로 문제가 되는 상황인 것이다. 필자는 문제해결 방안으로 어느 호텔에 가든 비슷한 수면환경을 조성하는 방법을 제시하였다.

잠자리에 누웠을 때 침실의 생경함을 가장 줄여줄 수 있는 것은 베개와 매트리스다. 매트리스는 매번 들고 다닐 수 없으니 그 대안으로 5㎝ 두께의 타퍼를 제안하였다. 타퍼는 매트리스 위에 깔고 쓰는 보료와 같은 것으로 침실문화가 오래전부터 발달한 유럽과 북미에서 널리 사용되는 제품이다. 매트리스가 자신과 맞지 않을 경우, 타퍼를 위에 까는 것만으로 간단하게 문제를 해결할 수 있다. 가령 매트리스가 탄탄한 경우 푹신한 느낌의 타퍼를, 푹신한 매트리스에는 탄탄한 느낌의 타퍼를 사용하면 손쉽게 경도를 맞춰 사용할 수 있다. 가격도 매트리스에 비해 훨씬 저렴하여 부담 없이 구매할 수 있다. 또 1인용 타퍼를 말아서 타퍼 전용 캐리어로 이동할 수 있어 휴대성이 좋다. 따라서 매번 바뀌는 낯선 호텔에서도 자신이 원하는 매트리스 환경을 용이하게 만들 수 있어 파일럿에게 최적의 제품이라 할 수 있다. 필자는 파일럿에게 바른수면연구소에 방문하면 몸에 맞는 타퍼를 제작해주기로 했다. 그는 얼마 후 바른수면 연구소를 방문하였고, 체압분포센서를 측정해 자신에게 적합한 세상에 하나뿐인 매트리스 타퍼를 제작하였다. 또한 여러 소재의 베개들을 다양하게 체험해보고 최적의 베개를 고르게 하였다. 텐셀 베개, 라텍스 베개, 메모리폼 베개, 경추 베개, 구스다운 베개 등 다양한 베개의 다양한 높이를 체험하고 자신에게 가장 적합한 베개를 선택할 수 있었다. 이제 생경한 잠자리를 익숙하게 만들어줄 가장 중요한 매트리스와 베개가 해결되었다.

다음으로 수면에 도움이 되는 수면안대, 귀마개, 잠옷을 몸에 맞는 것으로 세팅하였다. 사소해 보이지만 이런 수면도구들은 중요하다. 잠을 자기 위한 일종의 '의식'처럼 몸이 인식하여 내가 좋아하는 잠옷을 입으면서 오늘 밤도 잘 잘 수 있을 것이라는 믿음을 주고 마음을 편안하게 해주기 때문이다. '수면루틴'이라고 할 수 있는 이러한 행동은 자기 전에, 자신의 몸에 이제 잠을 자러간다는 신호를 주고, 안정감을 주어 더 쉽게 잠들 수 있도록 도와준다. 세계 어느 호텔에 가서도 내게 적합한 매트리스 타퍼, 베개, 수면안대, 귀마개, 잠옷이 있으니 마음 편하게 잘 수 있겠다는 자신감을 심어준 것이다. 파일럿은 긴가민가하면서도 다음 비행부터 챙겨서 해보겠다며 떠났다.

3개월 뒤 전화가 왔다. 잘 자고 있다는 감사 인사였다. 필자가 추천해준 수면환경 세팅에 익숙해져 이제는 어느 호텔에 누워도 내 집에서 자는 느낌으로 잠에 빠져든다는 것이었다. 수면 문제를 해결한 의뢰인에게서 연락을 받는 것만큼 보람있는 일은 없다. 필자는 전화줘서 고맙다며, 이제 잠을 못 자는 것이 아닌가 하는 불안감이 없어진 만큼 챙겨가는 수면도구들을 조금씩 없애보라고 권유하였다. 하나씩 천천히 접근하는 게 좋다. 처음에는 수면안대 없이 자는 연습을, 다음에는 귀마개 없이, 그리고 아무 잠옷이거나 매트리스 타퍼를 사용하지 않고, 또는 호텔에 배치된 베개 이용하기, 이런 식으로 수면도구 도움 없이 조금씩 하다 보면 나중에는 몸 자체가 어느 환경에서도 잘 자는 신체가 될 수 있으니 시도해보라 권했다. 일종의 비상상황에 대한 대비책인 셈이다. 간혹 수면도구를 미처 챙기지 못해 공황상태에 빠져 밤을 꼴딱 새우는 경우가 있으니 수면도구에 대한 의존도를 낮추어야만 했다. 기능적으로 질 좋은 수면을 보조하는 수면도구는 한편으로 수면불안을 겪는 이들에게 잘 잘 수 있다는 자신감을 주기 위한 장치이기도 하다. 따라서 수면도구에 지나치게 의존하다 보면 미처 못 챙겼을 때 문제가 생길 수 있으므로 수면에 대한 자신감을 찾은 상태에서 조금씩 줄여가는 것이 좋다. 파일럿은 아직 그 정도는 무리라면서도 수면도구를 조금씩 제거해 보겠다며 전화를 끊었다.

수면루틴은 매우 중요하다. 아이들이 보통 자기 전에 찾는 인형이나, 베개, 담요 등이 있다. 애착을 갖고 그 인형이 꼭 있어야만 잠을 자는 경우가 있는데, 이는 심리적으로 그 인형과 함께 자는 것이 익숙하여 수면에 대한 안정감을 주기 때문이다. 마찬가지로 성인에게도 이런 수면루틴이 도움될 수 있다. 수면에 도움을 주는 타퍼, 베개, 귀마개, 안대, 잠옷 등을 준비하여 수면의식을 치르고 이러한 자신감을 바탕으로 깊은 잠을 잘 수 있을 것이다.

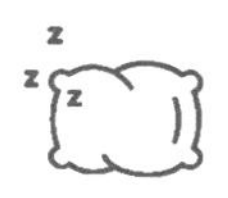

따뜻한 돌침대가 골절의 원흉이라니?

어르신들은 돌침대와 흙침대를 좋아한다. 뜨끈뜨끈한 돌침대나 흙침대에 몸을 지지고 나면 시원한 느낌이 나고 잠도 잘 온다는 것이다. 몸이 온돌과 구들장, 아랫목을 기억하고 있는 경우라 하겠다. 따뜻하다는 이유 외에도 딱딱한 매트리스를 선호해서 돌침대를 선택하기도 한다. 방바닥에서 자던 기억이 남아 푹신한 매트리스가 안 맞아 불편한 이들이 돌침대를 선호한다. 그런데 돌침대와 흙침대가 몸을 따뜻하게 감싸줘 잠을 잘 오게 하는 장점이 있지만, 사용하면서 발생하는 단점들도 있다.

첫 번째 단점은 말 그대로 돌 위에서 자는 것과 마찬가지라 근육이 뭉치고 몸이 배기기가 쉽다는 것이다. 때로는 혈을 눌러 혈액순환이 잘 안 되기도 한다. 간혹 전기에 문제가 생겨 전원이 안 들어오게 되면 그야말로 찬 돌바닥에서 자는 것과 같아져 입이 돌아가는 일까지 발생할 수 있다. 설마 하겠지만 충분히 가능한 이야기이다. 심지어 그보다 더 어처구니없는 경우도 있었다.

우리를 방문한 노부부의 아내는 돌침대에 부딪혀 발가락이 골절된 상태였다. 밤에 자다가 그만 돌침대라는 사실을 잊고 무심결에 일어나 나가다가 발을 부딪혔는데 그게 발가락에 금이 가게 했다는 것이다. 심하게 운이 나쁜 경우다. 젊었더라면 그 정도로 심각하지 않았을 수도 있었다. 노부인은 발가락에 금이 가 돌침대가 보기 싫기는 하지만, 따뜻한 느낌을 포기할 수 없어 돌침대를 계속 사용하고 싶어 했다. 그래서 우리가 돌침대를 리폼해줬다.

우선 돌침대를 공장으로 가져와 부딪힐 수 있는 모든 부분에 고밀도 폼과 가죽으로 덧대는 작업을 하였다. 설사 실수로 부딪히더라도 뼈에 금이 가거나 멍이 가지 않도록 범퍼 충전재를 추가하였다. 또 돌침대의 문제 중 하나가 너무 딱딱하다는 것이다. 우리 몸은 자다가도 본능적으로 뒤척이면서 혈액순환이 되게끔 자세를 바꾸게 되는데 그로 인해 자주 깨는 게 문제였다. 그래서 돌침대 위에 얇은 타퍼를 추가하여 몸이 배겨 혈액순환이 잘 안 되는 문제를 해결하였다. 슬림 매트리스를 돌침대 위에 올려 돌침대의 따뜻하게 지지는 느낌은 유지하면서 몸이 배기는 현상을 막아준 것이다. 슬림 매트리스는 적당히 탄탄하면서 포근해서 자다가 몸을 뒤척이며 자세를 바꿀 일이 없어 깨지 않고 푹 잘 수 있게 해준다.

노부부는 매우 만족하고 돌아갔다. 이제 돌침대에 부딪혀 뼈에 금이 갈 일도 없을 것이고 너무 딱딱해서 자다가 뒤척이며 잠에서 깰 일도 없을 것이다.

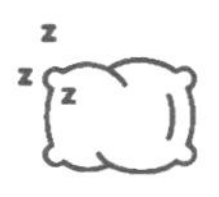

허리디스크 환자에게 적당한 매트리스 찾아주기

요즘 사무실 업무가 많아서인지 유독 디스크환자가 급증하고 있다. 흔히 허리가 아프거나 안 좋은 사람은 딱딱한 데서 자는 것이 좋다고 한다. 이는 널리 알려진 상식 중 하나다. 과연 그럴까? 반은 맞고 반은 틀리다.

30대 중반 회사원이 바른수면연구소를 찾아왔다. 허리디스크로 괴로워하던 중 허리에 좋은 매트리스를 추천받기 위해서였다. 연구소에서는 체압분포 측정센서를 이용해 의뢰인의 허리디스크 상태를 파악하였다. 체압분포상에서도 의뢰인 허리가 불편한 것이 확연히 드러났다. 일반적으로 허리 부분은 자연스럽게 매트리스 위에 포

개져서 어깨와 엉덩이 부분의 압력이 강한데, 의뢰인의 경우 허리가 불편해 누운 상태에서도 무의식중 허리에 힘이 들어가 근육이 경직되어 있었다. 우리는 의뢰인에게 다양한 경도의 매트리스를 번갈아 체험시키며 체압분포 측정센서를 통해 허리 상태를 파악하였다. 데이터 측정 결과 의뢰인은 탄탄한 매트리스에 누웠을 때 어깨, 허리, 엉덩이에 압력이 고르게 분포하여 가장 편안해하는 것으로 나타났다. 주관적인 느낌으로도 탄탄한 매트리스에 누웠을 때 허리를 받쳐주는 감이 있어서 좋다고 하였다.

허리가 안 좋은 사람은 보통 탄탄한 매트리스를 선호한다. 매트리스가 너무 푹신할 경우 몸이 매트리스에 잠기게 되고, 그러면 잠자다가 움직일 때 허리 근육을 많이 사용하여 불편함을 느끼는 것이다. 탄탄한 매트리스에서는 조금만 힘을 줘도 몸을 뒤척이고 움직이는 데 어려움이 없기에 푹신한 매트리스보다 더 편안해 한다. 또한 탄탄한 매트리스는 전체적으로 흡수하는 느낌보다 지지해주는 느낌이 강하여 수면자세를 흐트러트리지 않고 잘 수 있게 도와준다. 하지만 딱딱한 매트리스가 무조건 좋은 것은 아니다. 너무 딱딱한 매트리스에서 잘 경우 몸이 배길 수 있어 혈액순환이 원활하지 않아 잠을 자도 피로가 풀리지 않는 느낌이 들 수 있다. 척추는 일자가 아닌 유선형으로 되어있다. 때문에 너무 딱딱한 매트리스에서 잘 경우 유선형의 곡선을 제대로 지지해주지 못하여 불편함이 더해질 수 있는 것이다. 따라서 적당히 탄탄한 매트리스에서 수면을 취해야 유선

형의 척추를 올곧게 지지해주고, 또한 허리에 부담도 없어 편안하게 숙면을 취할 수 있다.

그런데 적당히 탄탄한 매트리스라는 것은 사람의 체형과 수면습관 등에 따라 달라질 수 있다. 직접 매트리스에 누워보고 센서를 통해 체압분포를 측정한 뒤 고르는 것이 가장 좋다. 허리가 아픈 모두에게 좋은 단 하나의 매트리스가 있다면 누구나 다 그 매트리스를 쓰고 있을 것이다. 하지만 사람마다 편안함을 느끼는 지지력과 경도가 다르기 때문에 직접 누워보고 나에게 맞는 경도의 매트리스를 찾아야 한다.

바른수면연구소를 찾은 디스크 환자는 수면 관련 설문과 체압분포 측정, 그리고 체험을 통하여 자신에게 알맞은 느낌의 매트리스를 찾을 수 있었다. 덕분에 전에는 허리가 아파 잠자리에 드는 것이 무서웠는데 지금은 편안하게 잠들 수 있어 행복하다는 말을 전해왔다. 허리 디스크 환자도 자신에게 적합한 매트리스를 찾으면 편하게 잠을 잘 수 있는 것이다.

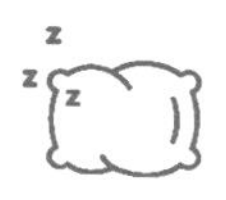

알레르기가 심한 아기를 위해 천연 매트리스를 제작하다

굶주림과 전염병을 물리친 자리를 암과 신종 바이러스가 대신하고 있다. 의학이 발달하고 생활환경이 개선되어도 각종 질병은 여전히 기세등등하다. 미세먼지가 문제지만 비단 미세먼지만의 문제는 아니다. 숨 쉬는 공기가 오염되고, 마시는 물도 오염되고, 생명의 근거지인 땅마저 오염되었다. 면역이 약한 아기들에게 위험한 환경이다. 그래서인지 각종 알레르기나 아토피로 고생하는 아기들이 많아졌다.

알레르기나 아토피가 있는 아기 엄마들이 수면연구소를 자주 찾아온다. 아기 피부에 100% 안전한 매트리스를 만들어 달라는 요청을 하기 위해서이다. 절대적으로 안전한 매트리스를 강조하는 아기 엄마에게 오래된 소재가 검증된 것이라고 설득하는 것은 생각보다 어렵다. 그만큼 마음고생이 심해 새로운 무언가에 집착하는 것이다. 하지만 아토피로 고생하는 아기에게 가장 좋은 것은 오랜 시간 검증된 소재이다. 구관이 명관이라고, 아직까지 사랑받는 소재들은 다 그만한 가치가 있는 것들이다. 요즘 신소재 중에는 아기 태열을 잡아주는 혁신적인 소재라면서 온갖 미사여구로 소비자를 현혹하지만, 아직 신뢰할 만한 수준이라 할 수 없다. 신소재에 대한 충분한 검증이 이루어지지 못한 것이 대부분이다. 기능성 신소재라면서 첨단기능을 강조하면 젊은 엄마들은 자칫 혹할 수도 있을 것이다. 하지만 거듭 밝히지만 검증되지 않은 소재를 면역력이 약한 아기에게 함부로 사용해서는 안 된다. 아기가 고생하는 것을 지켜보는 게 힘들어 자칫 귀가 얇아질 수 있는데 그럴 때일수록 조심해야 한다. 신소재라는 그럴듯한 명목으로 아기를 실험대상이 되게 해서는 안 되는 것이다. 그래서 아기를 위한 침대 매트리스는 가장 보수적인 기준을 가지고 엄격하게 만들어야 한다는 게 우리 방침이다.

아기침대 매트리스는 가장 고전적이고 안전한 소재를 사용한다는 우리 방침에 더해진 것이 이른바 3무 원칙이다. 아기 침대 매트리스에 3가지를 사용하지 않는다는 원칙이다. 첫째, 인공적으로 제조한 석유화학물질 소재가 없다. 둘째, 쇠를 사용하지 않는다. 셋째, 접착제를 쓰지 않는다. 이 원칙을 고수하며 아기 침대 매트리스 제작에 들어갔다.

고대 인간은 짚더미 위에서 잤다고 한다. 현실에서는 불가능한 이야기지만 아이디어는 얻을 수 있다. 우리는 아기 침대 매트리스 소재를 모두 자연에서 골랐다. 100% 목화솜으로 만든 면 소재는 가장 검증된 원단이다. 면은 구김이 많고 습한 데서 잘못 관리할 경우 퀴퀴한 냄새가 날 수 있어 대중 매트리스 원단으로는 사용하지 않는 경향이 있다. 하지만 습기 관리가 그리 어렵지 않고 또 삶아 빨 수 있기 때문에 그 어떤 소재보다 안전하다. 예전에는 아기 포대기나 배냇저고리를 모두 면으로 만들었다. 당연하다. 제일 안전하고 검증된 소재인 것이다. 우리나라에 목화솜이 들어온 게 고려시대이니 천 년 이상 검증된 안전한 소재라고 할 수 있다. 그래서 매트리스 커버는 모두 100% 면으로 만들고 자주 세척할 수 있게 하였다. 스프링은 사용하지 않았다. 사실 스프링을 사용한다고 해서 인체에 유해한 것은 없다. 열처리가 되어있고 아기에게 직접 닿지 않기 때문에 유해할 이유는 전혀 없다. 하지만 정말 순수한 의미의 유기농 매트리스를 만들고 또 혹시나 쇳독이 오를까 봐 불안해하는 아기의 부모님을 생각하여 쇠가 사용된 소재는 모두 뺐다. 대신 말갈기, 코코넛 야자수 팜과 양모를 듬뿍 넣어 쿠션감을 만들었다. 고대 그리스 철학자들이 자던 매트리스의 소재들이다. 말갈기, 코코넛 야자수 팜, 양모는 전부 자연에서 그대로 왔기 때문에 진정한 의미의 자연주의 매트리스라고 할 수 있다. 당연히 모든 내용물들이 피부에 직접 닿지 않도록 면으로 밀봉하였고 5겹 이상 면소재로 감싸 안전하게 마감하였다. 마지막 단계로 이 내용물을 고정하기 위하여 직접 실로 바느질하여 고정시켰다. 대량생산 매트리스는 대부분 화학접착제를 사용한다. 인체에 무해한 무독성의 접착제이긴 하지만 이 역시 아토피를 앓는 아기 부모 입장에서는 못미더운 것이 사실이다. 그래서 말 그대로 내장재를 꿰매서 매트리스를 완성하였다. 외피 역시 100% 목화솜을 사용한 면 커버를 사용했다. 내장재는 양모와 코코넛 야자수, 말갈기가 층을 이루며 들어갔으며 접착제를 사용하지 않고 실과 바늘로 고정시켰다. 면 소재로 5겹 이상 밀봉하여 아이의 피부에 자극되지 않도록 마감하였다. 면 커버 위에 씌우는 매트리스 커버 또한 면으로 제작하여 자주 삶아 빨 수 있도록 하였다. 최종적으로 혹시 자연소재의 위험성은 없을지 점검해야 했다. 우리는 시험연구기관에 의뢰하여 안전성 테스트까지 완료하였다.

아기의 부모님은 매우 만족했다. 이제 진정한 의미의 자연주의 매트리스를 쓰면서 적어도 잠자리에서 만큼은 안전하겠다며 안심했다. 아기가 가장 오랜 시간을 보내고 누워있는 매트리스를 개선하니 마음이 많이 놓인다는 것이다. 꼭 매트리스 때문만은 아니겠지만, 알레르기도 꾸준히 병원 치료를 받으면서 많이 나아졌다고 한다. 부모님이 나중에 감사의 선물과 편지를 보내주셨다. 의뢰인의 고민을 해결된 것이 우리로서도 더할 수 없이 기뻤다.

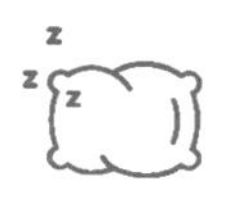

천식 아이를 둔 부모의 고민을 해결하다

천식에 시달리는 아이를 둔 부모의 마음은 사실 짐작조차 어렵다. 아이가 기침을 달고 살기에 만일의 위급상황에 항상 대비해 네뷸라이저 등을 관리해야 하는데 수학여행처럼 장거리 이동 때는 특히 마음을 못 놓는다고 한다. 매 순간 얼음판을 건너는 것처럼 아슬아슬할 것이다. 천식의 원인은 유전적인 요인도 환경적인 요인도 있다. 의술이 발달해서 요즘은 관리를 잘하고 환경적인 위해요소를 제거하면 불편하지 않게 살아갈 수 있다고 한다.

우리를 찾은 부모는 잠자리 환경이 고민이었다. 알레르기 프리 침구와 공기청정기 등 천식에 좋다는 것은 침실에 다 구비해뒀지만,

아무래도 집안에 먼지가 없을 수가 없으니 불안하다는 것이다. 우리는 수면환경 점검 및 개선을 위해 침실을 방문하였다. 잘 관리된 공기정화 식물에서 아이의 천식을 낫게 하기 위한 부모님의 정성을 고스란히 느낄 수 있었다. 아버지는 주말마다 침구를 거둬 세탁하고, 어머니는 호흡기 질환에 좋다는 도라지와 배즙 등을 손수 장만하는 등 한마디로 안 해본 게 없다는 것이다.

하지만 우리의 분석 결과는 냉정했다. 침구를 자주 세탁했지만 표백 작용만 있을 뿐 침구와 매트리스에 묻은 미세먼지는 그대로임을 전자현미경으로 확인하였다. 세탁은 표백작용 즉 더러운 이물질을 없애기 위함이지 침구 안에 스며든 먼지와 진드기 사체 등은 제거해주지 못한다. 그래서 아무리 빨아도 표백작용만 일어날 뿐 안에 있는 먼지나 이물질을 흡입해서 제거해주지 않으면 위생적으로 사용하기 어렵다. 군대 다녀온 분들은 볕 좋은 날에 모포 털던 기억이 있을 것이다. 엄청난 먼지와 모래를 모포에서 털어낸 후 그날 밤, 마치 새 모포를 덮은 것처럼 뽀송뽀송 기분 좋게 잠들었던 경험이 다들 있을 것이다. 예전에 온 동네가 나서서 이불을 털던 적도 있었다. 햇빛 좋은 주말이면 함께 나와 이불을 털고 빨랫줄에 걸어놓던 장면을 옛날엔 곧잘 볼 수 있었다. 하지만 아파트가 많아지고 주거환경이 바뀌면서 햇볕에 살균하던 일상의 지혜를 담은 풍경이 없어졌다. 침구를 밖에서 털고 햇볕에 말리는 것만큼 침구 속 미세먼지를 제거하는데 효과적인 방법이 없다. 하지만 이제는 털 장소도 마땅치 않고 예전처럼 이웃과 함께 털기도 애매한 상황이다. 또 미세먼지 때문에 밖에 이불 털러 나갔다가 오히려 먼지만 뒤집어쓰고 올까 걱정이라 못 나가는 지경이 되었다. 그렇다고 그냥 둘 수도 없는 일이다. 침구와 매트리스에 있는 먼지나 이물질은 반드시 '흡입'해서 제거해 줘야 한다. 침구 매트리스 케어 작업이 필요한 것이다.

우리는 매트리스와 침구에 들러붙은 먼지와 진드기 사체 등을 제거해주는 침구 매트리스 케어를 진행하였다. 매트리스 케어는 특수 침구청소기로 진행된다. 고가의 청소기라 업소에서 주로 사용하는데 NASA에서 개발한 특수모터로 흡입력의 차원이 다르다. 건식 케어 진행 후 매트리스 얼룩진 부분에 습식 스팀 케어를 진행했다. 이 또한 독일에서 제작된 스팀 침구 청소기를 사용하는데, 신발을 신고 카펫에서 생활하는 문화가 양산해낸 카펫 청소기술의 결정판이다. 카펫을 멸균 청소하는 방식으로 매트리스와 침구에 스팀 청소를 진행하여 매트리스를 세탁기에 세척한 것과 같은 효과를 볼 수 있었다. NASA 개발 청소기와 독일 스팀 청소기로 진행된 케어로 매트리스와 침구류를 오염시켰던 각종 미세먼지와 진드기 사체 등이 말끔히 제거되었다. 전자 현미경으로 변화된 상태를 보여드리니 더욱 안심하셨다.

매트리스와 침구류를 깨끗이 청소한다고 천식이 씻은 듯이 낫지는 않는다. 하지만 환경적인 요소에서 가장 오랜 시간 머무는 침실에 호흡기 질환에 좋지 않은 물질들이 존재한다면 이보다 위험한 경우가 어디 있겠는가. 이를 제거함으로써 쾌적한 수면환경을 만들 수 있었다. 다행히 아이는 병원 치료를 지속적으로 받으면서 천식이 많이 나아져 이제는 네뷸라이저 없이 생활하고 있다는 소식을 들었다. 부모님은 침구류와 매트리스 케어를 한 번 받은 후, 지속적인 관리의 필요성을 느껴 3개월마다 케어 서비스를 받는다. 뿐만 아니라 가정용 침구청소기 관리 방법을 알려드려 셀프 청소로 항상 쾌적한 환경을 유지 중이다.

천식이나 호흡기 질환이 있는 경우 반드시 매트리스와 침구의 먼지를 제거해야 한다. 케어 서비스를 받을 여건이 안 된다면 직접 이불도 털고 성능 좋은 침구청소기로 주기적으로 먼지를 흡입 제거해주는 것이 좋다. 이래저래 번거롭고 제대로 먼지가 제거되고 있는지 확신이 안 간다면 매트리스 침구 케어 서비스를 이용하는 것도 방법이다. 천식으로 호흡기가 안 좋은 분들에게 강력히 추천하는 바이다.

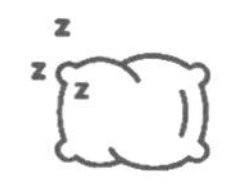

교통사고 후유증 환자의 전동침대 사랑

40대 남성이 바른수면연구소를 찾아왔다. 교통사고 후유증으로 목과 허리가 불편한 상태였다. 예전에는 바닥에 등만 대면 잠을 잘 잤는데 사고 이후 목과 허리가 뻣뻣해지면서 잠을 잘 자지 못한다는 것이다. 또 잠자리에서 일어날 때마다 통증이 느껴져 주위 사물을 붙잡고 간신히 일어나는데, 그마저도 통증이 심해 아침에 눈을 뜨는 것이 괴롭다고 했다. 양방, 한방 치료를 모두 받고 있어서 조금씩 나아지는 것 같기는 한데 속도가 더디고 통증이 계속 느껴져 스트레스가 쌓인다고 하였다. 상담하는 우리로서도 안타깝기 그지없었다.

의뢰인의 침실을 점검했다. 매트리스는 허리에 안 좋은 거 같아 바닥에 이불 깔고 잔다고 하였다. 간혹 이런 경우가 있다. 허리 통증에는 딱딱한 데서 자는 것이 좋다고 아예 바닥에서 자곤 하는데, 이는 잘못 알려진 상식이다. 물론 푹신한 매트리스가 아픈 허리를 탄탄하게 받쳐주지 못하는 것은 맞다. 또 푹신한 매트리스에서 파묻힌 허리가 움직일 때면 허리 주변의 근육을 쓰게 되어 허리가 더 아픈 것도 사실이다. 그렇다고 딱딱한 바닥에서 자면 몸이 배기고 혈액순환이 잘 되지 않아 자는 중에 자세를 바꾸게 되어 허리근육에 무리가 갈 수 있다. 심지어 허리 통증 때문에 자주 깨게 된다. 게다가 바닥에서 자는 것은 호흡기에도 좋지 않다. 실내 먼지는 밤이 되면 바닥으로 가라앉는데 바닥에서 자면 가라앉은 먼지를 그대로 흡입 방출하면서 숨을 쉬는 것이다. 따라서 여러모로 바닥에서 자는 것은 건강에 좋지 않다.

우리는 문제 해결을 위해 전동침대를 제안했다. 전동침대는 리모컨으로 매트리스 머리 부분과 다리 부분을 위아래로 움직일 수 있다. 그래서 디스크 환자나 임산부, 수유부, 노약자 등에게 사랑받는 침대다. 이 의뢰인의 경우 주변의 사물을 붙잡고 일어날 정도로 허리 근육이 좋지 않은 상태였다. 그래서 전동침대 리모컨을 통해 허리를 일으켜 자연스럽게 앉은 자세에서 침대 밖으로 나오는 게 통증을 완화시켜 준다. 또 알람 기능을 탑재하여 원하는 시간에 전동침대가 자동으로 일으켜줘 허리 통증 없이 자연스럽게 깨어날 수 있도록 하였다. 그리고 마사지 기능을 전동침대에 탑재하여 누워서 마사지를 받을 수 있게 하고, 다리를 올리고 잘 수 있게 설계하여 다리 부기를 뺄 수 있도록 하였다.

보통 전동침대를 선호하지 않는 이유가 매트리스 느낌 때문이다. 전동침대는 대부분 폼이나 라텍스 매트리스로 제작되기에 푹신하고 물컹한 느낌을 싫어해서 전동침대를 사용하지 않는 경우가 많다. 그래서 우리는 스프링을 사용하여 전동침대 매트리스를 제작해주었다. 스프링 매트리스를 사용해 전동침대에 맞게 꺾이는 매트리스를 제작하는 데에는 일정한 기술이 필요하다. 즉 제작 노하우가 필요해 국내에서 생산할 수 있는 곳이 거의 없다. 하지만 우리는 스프링 매트리스의 하드한 느낌은 제공하면서 전동침대에서 사용할 수 있도록 휘어지게끔 제작할 수 있었다. 침대를 설치하고 보름 지나서 연락이 왔다. 너무 만족스럽고 잠도 아주 잘 온다며, 와이프가 자꾸 전동침대에서 자려고 해서 하나 더 사고 싶다고 했다. 결국 부부는 침대를 모두 전동침대로 바꾸었다. 나중에 자식들도 사달라고 할 것 같아서 걱정이라는 유쾌한 농담으로 마무리할 수 있어 다행이었다.

교통사고 후유증으로 허리와 목이 안 좋으면 전동침대를 사용하는 것이 좋다. 몸을 일으킬 때 근육을 많이 안 써도 되고, 마사지 기능과 발 부기를 빼주는 핏 업 모드 등이 있기에 편안하게 쓸 수 있다. 매트리스의 하드한 느낌을 선호한다면 스프링 매트리스로 바꿔서 사용하는 것도 좋은 방법이다.

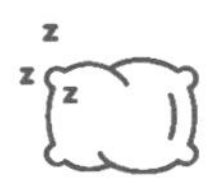

피부 트러블로 고생하는 여대생을 위한 하나뿐인 매트리스

바른수면연구소를 방문하는 이들의 사연은 다양하다. 이것저것 할 수 있는 건 다 해봤는데도 해결하지 못한 수면장애 때문에 최후의 보루처럼 찾아온 경우가 있는가 하면, 혹시나 하며 들렀다가 뜻밖의 행운을 갖게 되는 경우도 있다. 모자와 마스크로 얼굴을 가리고 수면연구소를 찾아온 여대생도 그런 경우였다.

피부 트러블로 고등학교 때부터 고생해 피부과도 다니는 데 나아지지 않아 걱정이라고 했다. 요새는 일상생활의 자신감도 많이 떨어져서 더 심각해지면 대인기피증까지 올 거 같아서 고민이라고 했다. 병원에서 하라는 대로 운동도 하고, 물도 많이 마시고, 밀가루와 인스턴트식품도 삼가고 카페인 음료도 안 마시지만 점점 심해지는 느낌이란다. 그런데 병원에서 지시한 여러 수칙을 나름대로 잘 지키지만 푹 자라고 한 거는 못 지키고 있는 것 같다고 했다. 잠을 자지 못해서 피부 개선이 안 되는지 걱정이라는 것이다.

의뢰인의 문제를 정확히 파악하고자 의뢰인 집을 방문하였다. 원룸에서 혼자 자취하고 있는 의뢰인의 방은 너무 지저분했다. 깔끔하고 단정한 옷차림의 용모와는 너무 다른 모습에 놀랐다. 의뢰인도 민망해하며 청소해야 하는데 못 했다고 말끝을 흐렸다. 그래서 우리는 그날 방을 함께 청소해줬다. 살펴보니 피부에 가장 문제가 될 요소는 침구였다. 별생각 없이 의뢰인은 쓰던 침구를 계속 사용 중이었는데 주기적인 세탁이나 케어 없이 오래 사용해서 위생이 의심스러웠다.

우리는 침구부터 알레르기 프리 침구로 바꿀 것을 권했다. 초극세사 원단으로 제작된 알레르기 프리침구는 머리카락의 1/500의 굵기로 직조되어 진드기 박테리아 세균 등이 침투하거나 서식할 수가 없다. 또한 침구 안 솜이 새어 나오지 않기에 먼지가 흩날릴 염려도 없다. 그리고 주기적으로 침구를 관리하도록 침구관리에 필요한 도구들을 알려주었다. 침구청소기와 적외선 살균기를 구비하여 매주 침구를 청소하는 게 좋다. 만약 이것이 부족하다고 느껴진다면 매트리스 침구류 전문케어를 받는 것도 방법이었다.

사실 매트리스 문제가 더 심각했다. 오래되어 스프링이 나가 있던 매트리스는 오피스텔에서 제공한 것이라고 했다. 자취생들의 원룸과 오피스텔에 딸린 보급형 매트리스는 보통 품질이 좋지 않은 데다가 대부분 오래되어 숙면을 방해하는 경우가 많다. 의뢰인도 예외는 아니어서 우리는 매트리스 교체를 진행하였다. 학생의 체압분포와 체형 신장 몸무게 수면습관을 측정하고, 수면설문을 통해 수면특성을 뽑아낸 다음 이에 따른 맞춤 매트리스를 제작했다. 세상에 하나뿐인 의뢰인만을 위한 매트리스가 탄생한 것이다. 푹신하면서도 허리부분은 탄탄하게 받쳐주는 형태로 제작되었다. 최상단의 타퍼는 분리가 가능하여 추후 오염되었을 때 교체할 수 있게끔 디자인하였다. 방수커버를 지퍼 형태로 마감하여 혹시 매트리스에 무언가를 쏟거나 오래 써서 더러워지더라도 방수커버만 세탁 교체하면 새것처럼 사용할 수 있도록 했다. 우리 의뢰인도 다행히 만족해했다. 침구와 매트리스를 새것으로 바꾸니 잠자리가 새롭고 뽀송뽀송해서 잠이 더 잘 올 것 같다고 하였다.

피부과를 지속적으로 다니고 운동도 열심히 한 여대생은 우리 컨설팅 이후 잠을 제대로 자게 되어 피부가 많이 좋아졌다고 한다. 피부 때문에 꺼렸던 약속도 잡고 매사에 적극적으로 참여하게 되었다면서 막 연애를 시작했다는 고백도 해왔다. 워낙 오랫동안 피부 때문에 고민하다가 뜻밖에 침구와 매트리스를 교환한 것으로 피부과에서도 해결하지 못한 피부 고민을 덜었으니 믿기지 않는다는 것이다. 처음 방문했을 때 모자와 마스크로 자신을 꽁꽁 싸맨 모습을 기억하는 우리로서는 외모에 자신이 생겨 적극적이고 밝아진 우리 의뢰인의 변화가 마냥 흐뭇할 따름이었다. 따라서 피부가 안 좋은 사람은 잠자리부터 점검할 필요가 있다. 쉬우면서 효율적인 일이다.

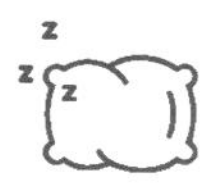

잘 자야 잘 큰다, 성장판이 닫히기 전에 키 키우기 프로젝트

바른수면연구소를 찾아온 부부의 고민은 자녀 성장이었다. 결혼할 때부터 둘 다 키가 작은 편이라 2세 걱정을 했다고 한다. 얼핏 보기에 평범하다고 여겼는데 듣고 보니 부부는 키 높이 구두와 하이힐을 신고 있었다. 과연 걱정대로 아이는 또래보다 키가 작다고 했다. 어릴 때는 곧 크겠지 했는데 이제 중학생이 되는 만큼 성장판이 닫히기 전에 할 수 있는 것은 뭐든지 해야겠다는 생각에 병원을 찾았다고 한다. 병원에서 성장에 도움이 되는 의학적인 방법에 대해 설명하면서 수면의 중요성을 역설했다는 것이다. 그래서 수면에 관한 구체적인 조언도 듣고 수면환경을 개선하기 위해 연구소를 찾았다고 했다. 제대로 찾아오신 분들께 우리는 잘 오셨다고 환영해드렸다.

의뢰인 집에 방문하여 아이를 만날 수 있었는데 확실히 또래보다는 작은 덩치였다. 또한 집에는 키 크는 영양제와 거꾸로 매달리는 철봉, 키 재는 줄자 등 키 크는 데 도움이 되는 것들로 가득했다. 성장판에 자극을 주는 운동이 성장기에 키를 크게 하는 주요 요인이기는 하다. 균형 잡힌 식단과 충분한 휴식과 수면 역시 그러하다. 이중 적은 노력으로 큰 효과를 볼 수 있는 것이 충분한 수면이다.

학생의 수면공간부터 점검했다. 너무 많은 문제를 갖고 있었다. 일단 채광이 문제였다. 햇빛이 잘 들어오는 방인데 밤에 외부 조명을 막는 블라인드가 시원찮아 밖의 화려한 네온사인이 들어왔다. 소음도 문제였다. 집이 번화가 근처에 있어서 시끄러운 환경에 노출되어 있었다. 더군다나 침대 사이즈도 문제였다. 주니어 사이즈의 침대를 여전히 사용하고 있어서 잘 때 무의식적으로 몸을 웅크리게 되면 키 성장에 나쁜 영향을 끼치게 된다. 어릴 때 이층침대용으로 사용했던 매트리스를 그대로 쓰고 있어서 지지력이나 쿠션감이 좋지 않은 것도 문제였다. 이상 점검한 사항을 바탕으로 수면 환경 개선 프로젝트에 들어갔다. 학생은 아직 한창 클 성장기고, 성장판이 닫히지 않았기 때문에 키가 더 클 수 있었다. 충분한 수면은 성장을 돕는 중요한 요소이기에 이 부분에 주안점을 맞췄다.

키 크는 수면환경은 자야 할 때 자는 것

키 크는 수면환경의 핵심은 자야 할 때 자는 것이다. 성장호르몬은 밤 10시에서 새벽 2시 사이에 집중적으로 분비된다. 이 시간에 깨어있고 다른 시간에 잔다면, 똑같은 시간을 자더라도 성장과 발육에 있어서 차이가 나게 된다. 그래서 밤 10시 이후에는 꼭 잠들 수 있도록 수면 시간표를 짜고 수면알람을 설치하였다. 보통 침실 알람 시계는 깨야 하는 시간에 기상을 유도한다. 반면 수면 알람은 자야 하는 시간을 알리는 것으로 그 시간에 잠자리에 들도록 유도한다. 수면알람을 설치하여 성장호르몬 분비시간 전에 꼭 잠자리에 들 수 있도록 하였다.

온전한 수면을 위해서는 소음과 빛을 차단하고, 적당한 온도와 습도를 유지하며, 편안한 매트리스와 침구를 세팅하는 것이 필요하다. 우선 집이 번화가에 위치해 소음을 차단하는 것이 중요했다. 자는 동안 지속적으로 소음의 방해를 받으면 비록 깨지 않더라도 무의식적으로 소음으로 인해 뒤척이게 되고, 이는 깊은 잠을 자지 못하게 한다. 그래서 숙면을 방해하는 작은 소음까지 차단할 수 있도록 방음 스펀지를 창문 쪽에 부착하였다. 계란판 모양의 스펀지로 창문을 마감하고 미관상 보기 좋게 커튼으로 가렸다. 또한 완벽한 차음 효과를 내기 위하여 학생에게 자기 전 귀마개를 착용할 것을 권고하였다. 그리고 외부 빛 차단을 위해 암막 커튼을 설치하였다. 적은 빛 하나에도 깨거나 깊은 잠을 못 잘 수 있기 때문에 빛을 완전히 차단하기 위해 신경 썼다. 뿐만 아니라 잠이 잘 들기 위해서는 공기는 살짝 시원한 느낌이 있고, 이불 속은 따스한 온기가 있어야 좋다. 그래서 수면에 적정 온도인 실내 24도, 이불 속 32도로 맞추었고, 습도는 40%에서 60%를 유지하도록 디지털 온습도계를 설정하였다. 매트리스는 서울대 병원 수면의학센터에서 임상시험을 진행하였던 컨투어코일이 탑재된 매트리스를 사용하였다. 이불은 수면 중 흘리는 땀을 잘 흡수할 수 있는 천연 면소재를 사용하였고, 방수커버를 장착하여 매트리스가 눅눅해지는 것을 방지하였다. 잠자는 동안 보통 250㎖의 땀이 배출되기 때문에 분비물로부터 매트리스가 오염되는 것을 막는 데 신경 썼다. 베개는 학생의 경추 길이와 두상을 고려한 맞춤형 기능성 베개를 쓸 수 있도록 하였다. 이외에도 수면안대, 귀마개, 수면양말, 수면바지를 준비하여 수면에 도움이 될 수 있는 수면용품을 준비하여 잠이 빨리 들 수 있도록 유도하였다.

학생은 수면환경을 개선하는 것만으로도 큰 도움이 되어 보다 깊은 잠을 잘 수 있게 되었다. 덕분에 중학교 재학 중인 3년 동안 키가 30㎝ 가까이 성장하였다. 입학 때는 가장 앞줄에 섰는데 이제는 뒷줄에 서게 되었다고 한다. 물론 학생은 수면 외에도 열심히 노력하였다. 키 크는 데 좋은 음식과 영양분 높은 음식들을 계속 섭취하였고 키 크는 데 좋다는 줄넘기, 농구, 배구 운동을 꾸준히 하였다. 무엇보다 수면시간을 충분히 확보하였다. 이런 노력 덕분에 학생은 고등학교 입학 전 키가 많이 컸고 부모님도 큰 걱정을 덜게 되었다며 좋아하셨다. 한편 부모님께서는 어렸을 때 바른수면연구소의 도움을 받을 수 있었으면 키가 많이 컸을 텐데 하고 아쉬워하기도 하셨다.

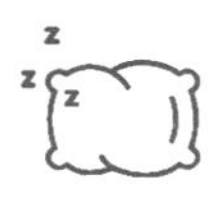

신생아를 위한 안전한 침대 제작 이야기

수면연구소로 30대 신혼부부가 찾아왔다. 생후 7개월 갓난아기와 함께였다. 얼마 전에 아기가 침대에서 같이 자다가 바닥으로 떨어져서 너무 놀랐다는 것이다. 크게 다친 데는 없었지만 한밤중에 너무 놀라서 응급실에 다녀왔다고 한다. 아기를 키우면서 누구나 있을 법한 일이다. 조심하고 또 조심하지만 아기들은 상상도 못 한 방식으로 움직이고 뒤집는 경우가 있어서 바닥에 떨어질 때가 있다. 끔찍하지만 잘못될 경우, 두개골 골절이나 뇌에 충격이 가는 등 심각하게 이어질 수 있기 때문에 애초에 떨어져도 괜찮은 침실환경을 만드는 것이 중요하다. 24시간 아이를 지켜보고 있기 어렵고, 보고 있다한들 워낙 순식간에 일어나기 때문이다.

우리는 일단 침대를 최대한 낮게 설계했다. 일반적인 침대의 높이는 25㎝ 정도 바닥으로부터 올라와 있고 그 위에 매트리스가 깔린다. 보통 매트리스는 30㎝ 정도 되기에 바닥으로부터 50~60㎝ 정도 높이에서 잠을 자게 되는 것이다. 그런데 신생아에게 60㎝는 너무 높은 거리다. 신생아를 위한 침대는 떨어져도 큰 충격을 받지 않도록 높이를 최소화해야 했다. 매트리스 높이인 25㎝ 수준에서 잘 수 있게 저상형 침대를 디자인하였고 바닥 습기로부터 매트리스를 보호하기 위하여 바닥에 2㎝의 얇은 원목 지지대를 설치하였다. 또한 아이가 부딪칠 것을 염려하여 저상형 프레임은 원목으로 하되 포밍 범퍼 역할을 하는 폼을 2㎝ 이상 탑재하여 설사 부딪히더라도 충격이 가지 않도록 하였다. 침대 주변은 4㎝ 두께의 유아용 매트를 깔아 만에 하나 침대에서 벗어나 떨어진다고 해도, 완충 역할을 할 수 있게 하였다. 마지막으로 저상형 침대의 가장자리는 다른 곳보다 더 높게 가드 형태로 디자인하여 아기가 침대 밖을 벗어나 떨어지기 어렵게 하였다.

이렇게 신생아에게 안전한 침대가 탄생하였다. 아기 피부와 호흡기 건강을 위하여 가장 오랫동안 검증된 자재인 친환경 자재와 면 원단을 사용하여 매트리스도 제작하였다. 부부는 매우 흡족해했다. 항상 마음 졸이며 아기를 보살펴도 초보 엄마 아빠이기 때문에 실수가 있는데 이제 그런 걱정하지 않아도 되겠다며 만족해했다. 둘째 계획도 있는데 그때는 처음부터 이렇게 준비하여 아기에게 미안한 일을 안 만들어야겠다며 거듭 감사하다고 하였다.

아기가 태어나면 부부에게 맞춰놓은 침실환경을 바꿀 필요가 있다. 신생아용 침대를 구매하는 것도 방법이지만, 오래 쓰지 않을 것 같아 비용이 아깝고 나중에 처치 곤란일 것 같으면 현재의 부부침실을 변형해도 좋다. 중요한 것은 신생아의 안전이다. 돈이 들고 귀찮다고 그냥 부부 침실에서 아기를 키우다가는 아기가 다칠 수도 있으니 경제적이고 합리적인 수준에서 침실을 아기에게 맞게 바꿀 필요가 있다. 저상형 침대와 아기 매트 조합이면 이러한 부분들이 많이 해소가 될 것이다. 그런데 아기 매트는 층간소음 방지로도 쓸 수 있고 오염에 강해 기저귀를 갈거나 아기가 매트에 실례해도 관리가 쉽다. 아기에게 맞는 침실환경을 만들 때 추천하는 제품이다.

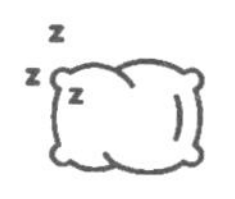

체중감량에 도움되는 8시간 수면법

시대에 따라 건강에 대한 관심도 풍경이 달라진다. 예전에는 먹을 것이 부족해서 문제였다면 요즘은 맛있는 것이 너무 많아 문제다. 영양부족이 문제였다가 이제는 영양 과잉으로 인한 비만과 사회손실 비용이 더 문제가 되고 있다. 다이어트에 관심을 가질 수밖에 없는 환경이다.

무수한 다이어트 전문 업체들이 짧은 시간 동안 체중감량을 약속하고 생활 습관을 개선시켜준다고 홍보한다. 다이어트의 필수요소 세 가지는 건강한 식단, 꾸준한 운동 그리고 편안한 숙면이다. 제대로 된 다이어트 업체나 피트니스센터라면 반드시 역설하는 게 수면시간과 수면의 질이다. 잠에 대한 언급을 전혀 하지 않는 다이어트 피트니스센터는 전문성이 떨어지는 업체로 봐도 무방하다. 제대로 된 데라면 수면시간을 꼭 충분히 확보하고 잘 것을 요청한다.

잠이 부족할 경우 신진대사가 원활하게 이루어지지 않고 체중감량에 방해가 된다. 체중감량을 위해 무조건 굶는 것은 건강에 좋지 않고 살을 빼는 데도 도움이 되지 않는다는 것은 이제 상식이 되었다. 인간의 몸은 생존에 유리한 방식으로 진화했기 때문에 음식 섭취량을 갑자기 줄이면 몸은 이를 비상상황으로 인식한다. 그리고 살아남기 위하여 섭취하는 음식을 체내에 더 축적시키고 지방으로 만들기 위해 힘쓴다. 그래서 아예 굶는 방식으로 다이어트를 할 경우 살이 쉽게 빠지지 않고, 빠지더라도 금방 요요현상이 오는 것이다. 생존을 위해 우리 몸은 섭취한 음식과 영양분을 지방으로 축적해 오랜 기간 보존하고 이를 칼로리 삼아 쓰기 위하여 지방을 더 축적하게 된다. 잠도 마찬가지다. 잠이 부족할 경우 우리 몸은 이를 비상상황으로 받아들이고 흡수한 칼로리를 최대한 축적하기 위하여 힘쓴다. 즉 잠이 부족할 경우 쉽게 살이 빠지지 않는 것이다.

잠이 부족할 경우 몸에 좋지 않은 음식에 대한 선호도 더 강해진다. 야근을 하거나 밤을 새웠을 때 치킨, 족발, 라면, 삼겹살, 과자 등이 당기는 경험들이 있을 것이다. 이건 괜히 기분상 그러는 것이 아니고 수면이 부족할 경우 신체에서 기름지고 칼로리 높은 음식을 찾는 본능적인 현상이다. 실제로 실험을 진행한 결과, 하루 4시간 수면하여 잠이 부족한 그룹과 하루 8시간 수면하여 잠을 푹 잔 그룹을 비교했을 때 간식을 먹는 횟수와 섭취량 등 모든 면에서 4시간 동안 잔 그룹이 월등하였다고 한다. 수면이 부족한 상태에서는 기름지고 칼로리 높은 음식을 찾게 되는 것이 우리 몸의 본능인 것이다. 그렇기에 건강한 신체를 유지하고 체중감량을 하기 위해서는 충분한 잠이 필수적이다.

우리를 찾아온 예비 여대생은 고3 입시 후 체중이 10킬로 이상 불어난 경우였다. 입시를 끝냈다는 해방감에 밤늦게까지 친구들과 어울리고 술도 마시다 보니 규칙적인 생활리듬이 무너진 게 시작이었다. 자지 않으면서 밤에 칼로리 높은 음식들, 치킨, 햄버거, 피자, 족발, 보쌈 등을 자주 먹어서 살이 많이 쪘다는 것이다. 살을 빼기 위해 여러 가지 노력을 하려 하지만 의지만으로는 쉽지 않은 상황이었다. 그래서 우리는 일단 쉬운 것부터 하기로 했다.

잠을 규칙적으로 자는 것부터 다이어트를 시작할 수 있다. 매일 운동을 하고 먹고 싶은 것을 참는 것은 강한 의지가 필요하다. 하지만 상대적으로 수면을 규칙적으로 하는 것은 수월하다. 다이어트를 어떻게 시작할지 막막해 하는 이 여학생에게 우리는 최적의 수면환경을 세팅해 주었다. 그리고 밤 10시에 잠자리에 들어서 아침 6시에 기상하는 것을 제1과제로 삼을 것을 제안하였다. 일단 밤에 늦게까지 활동하지 않고 잠듦으로써 야식이나 술자리의 유혹으로부터 벗어나게 하였다. 그리고 6시에 규칙적으로 일어남으로써 하루를 상쾌하게 시작하고 계획적이고 체계적으로 잘 살고 있다는 자신감을 가질 수 있도록 도움을 주었다. 학생은 처음에는 어려워했지만 수면시간을 지키기 위해 노력하였고 야식과 술자리에서 벗어나 차츰 정상적인 생활패턴의 궤도로 진입하였다. 규칙적인 기상시간과 수면시간을 가져가니 자신감이 생겨 식이조절과 운동도 조금씩 시작하게 되었고, 결국 다시 예전의 건강한 몸으로 돌아오게 되었다. 대학 입학식 때는 자신 있게 사진을 찍을 수 있게 되어 너무 기뻐하였다.

이처럼 다이어트에 필요한 식이조절, 운동, 충분한 수면 중 상대적으로 가장 수월하게 시작할 수 있는 것이 규칙적인 수면이다. 규칙적인 수면시간과 기상시간을 지키는 작은 변화로부터 큰 변화를 끌어낼 수 있도록 하자.

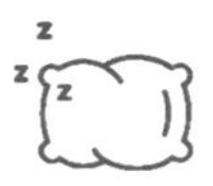

신혼부부의 침실 따로 또 같이 행복한 잠자리

바른수면연구소로 신혼부부가 찾아왔다. 남편은 호감형이고 아내도 미인이었는데 표정이 밝지 않았다. 신혼여행 때부터 잠을 못 자서 자주 싸웠다고 한다. 남편은 코를 골고 아내는 이리저리 구르는 잠버릇이 있어 도저히 한 침대에서 자기가 어렵다는 것이다. 요새 이런 신혼부부가 굉장히 많다. 예전에는 좁은 방에서 여러 식구가 부대껴 자고 같이 생활하는 것이 익숙했기 때문에 결혼해서 한 침대에서 둘이 함께 자는 것은 아무런 문제가 되지 않았다. 그런데 요즘 신혼부부들은 어릴 때부터 독방을 쓰고, 자기 침대가 있었던 경우가 많다. 그렇게 혼자 자다가 결혼해서 남편과 함께 자려고 하니 아무리 사랑하는 사이이고 부부라고 하더라도 잠들기가 어렵다는 것이다. 충분히 있을 수 있는 일이다. 이 부부는 혼수로 마련한 침대 매트리스를 바꿀 생각도 갖고 있었다.

우리는 싱글 사이즈 매트리스 두 개를 붙여서 사용할 것을 제안하였다. 듀오 시리즈라고 불리는 이 매트리스는 부부 각자의 체형과 체압분포에 맞게, 그리고 키와 몸무게에 맞춰 제작된다. 여러 가지 장점을 갖고 있다. 가령 덩치가 큰 남편은 더 넓은 사이즈의 매트리스로, 큰 공간이 필요 없는 아내는 미니 싱글 사이즈의 매트리스로 제작하여 주어진 공간을 최대한 효율적으로 사용할 수 있다. 또한 경도도 각각 원하는 대로 고를 수 있다. 가령 남편은 딱딱한 매트리스를 원하고 아내는 푹신한 매트리스를 원하는 경우를 심심치 않게 볼 수 있는데, 대개 타협점으로 보통 경도의 매트리스를 고르거나 남편 혹은 아내가 희생하여 한 사람에게 맞추곤 한다. 하지만 싱글사이즈를 각각 제작하면 자신이 원하는 경도에서 잠을 잘 수 있다. 예산 문제도 유연하게 대처할 수 있다. 남편은 저렴한 보급형 제품에서도 잘 자는 반면 아내가 좋은 매트리스를 원하는 경우, 전체 예산에 맞게 보급형 제품과 고급형 제품을 적절히 조합하여 사용할 수 있다.

우리는 남편과 아내의 체압분포와 체형을 측정하고 신장, 몸무게, 수면습관과 수면에 대한 설문지를 작성한 후 각자에게 맞는 매트리스를 제안해 주었다. 이 부부의 경우 남편은 탄탄한 매트리스를, 아내는 푹신한 매트리스를 원했으며 남편이 키가 크다 보니 매트리스 세로 길이를 10cm 더 늘리고 싶어 했다. 또한 어깨도 넓어서 사이즈는 성인 한 명이 누워 자기 충분한 슈퍼싱글로 하였다. 아내는 체구가 아담한 편이라 일반 싱글로 충분하여 푹신하게 제작하였다. 그리고 매트리스를 지지해줄 파운데이션을 제작, 각자에 맞게 세팅해주었다. 결과적으로 침실은 같은 공간을 쓰지만 잠은 싱글 매트리스 두 개에서 따로 자는 형태가 되었다. 신혼이기 때문에 각방을 쓰거나 다른 침대에서 자면 안 된다는 생각이 있어 두 침대를 붙여서 부부관계도 자연스럽게 할 수 있도록 설치하였다. 부부는 각자 자신의 침대에서 따로 잔다는 생각으로 푹 잘 수 있으면서 침실은 같이 써서 부부 금실에 좋은 것 같다며 좋아했다. 만약의 경우에 대비해, 이렇게 해도 잠버릇 때문에 서로 괴롭다면 붙인 침대를 살짝 떨어트려 더욱 독립된 형태로 잠들 수 있게끔 세팅했다.

이 부부는 예전에는 잠을 잔 듯 만 듯 아침을 맞이해서 서로 보면 짜증이 났지만, 침대를 바꾼 후 잠을 푹 잘 수 있게 되어 서로 사랑하는 마음이 더 커졌다고 한다. 얼마 지나지 않아 아기를 가졌다는 기쁜 소식을 들었다. 침실이 좋아지니 사이도 더 좋아졌다고 했다. 부부간의 잠버릇으로 밤이 두려운 커플들이여, 두려워하지 말고 바른수면연구소를 방문해서 해결하자. 충분히 부부사이도 좋게 유지하면서 잘 잠들 수 있다.

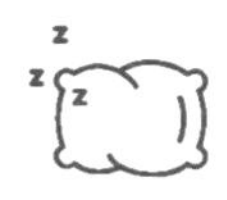

권태기 부부를 위한 침실 리모델링

바른수면연구소로 50대 후반 남성이 찾아왔다. 우리 연구소에 50대 남성이 찾아오는 경우는 드물어서 의아했는데 사연은 이러했다. 이제 아이들도 다 크고 따로 나가 살아 집에서 아내와 둘이 시간을 보내는데 아이가 없으니 분위기도 이상하고 서먹하단다. 자신도 살갑고 다정다감한 편이 아니라서 집에 둘이 있을 때면 더 경직되고 아내도 자신을 피하는 것 같아 스트레스가 쌓인다고 하였다. 둘의 관계를 예전 연애하던 때의 반이라도 회복하고 싶은데 아내가 잠자리도 내켜 하지 않아서 여러모로 걱정이라고 했다. 우리나라에 이런 가정은 매우 많다. 남편은 열심히 가족을 부양하기 위해 앞만 보고 일하다 보니 가정에서는 어느새 외톨이가 되는 느낌을 겪을 때가 있다. 반면 아내는 남편이 가정에 무심하고 밖으로만 돌아서 아이들을 혼자 다 키웠다고 생각하는 것이다. 열심히 가족을 위해 희생한 자신을 몰라주는 것 같아 서로를 서운하게 여기는 그런 상황이다. 누구 잘못이라기보다 우리 사회, 우리 세대의 자화상일 것이다. 치열한 경쟁 속에서 살아남기 위하여 열심히 일하다 보니 미처 가정을 많이 못 챙겼고 그러다 보니 가족들과 서먹해진 가정이 많다. 아내는 아내대로 남편이 원망스러울 것이다. 큰 걸 기대한 게 아니고 작은 관심과 소통을 기대했는데 그마저도 응해주지 않고, 이제 와서 만회하려 하는 것이 더 내키지 않을 수 있다.

의뢰인은 권태기 극복을 위해서 침실 분위기를 바꿔보고 싶다고 했다. 우리도 집안 전체를 인테리어 하면 비용과 시간이 많이 드니 침실을 특별한 공간으로 만들어 로맨틱한 분위기를 내보자고 했다. 가정을 방문해 실측을 하고 디자인을 하였다. 인테리어의 콘셉트는 유럽의 궁전 느낌으로 잡았다. 자녀세대에게는 너무 과하지 않나 북유럽 감성의 깔끔한 스타일이 낫지 않나 싶겠지만, 중년 침실 리모델링은 훨씬 과감할 필요가 때로는 있다. 권태기를 맞은 부부의 로맨틱하고 특별한 감성을 자아내기 위하여 특별하고도 독특한 콘셉트의 침실 디자인을 잡았다. 유럽 황실을 재현하여 흡사 루이 14세의 침실이 연상되는 고풍스러운 느낌으로 디자인하였다. 의뢰인은 매우 만족하였다.

인테리어 기간은 2주일 이내로 부탁하였다. 퇴직을 앞두고 휴가 동안 아내와 함께 유럽 여행을 다녀올 건데 그 안에 끝내서 서프라이즈로 보여주고 싶다는 것이다. 우리는 2주간 열심히 공사를 진행하며 하루하루 그 과정을 메신저를 통해 보여주고 컨펌을 받았다. 마침내 2주 후 유럽 왕실을 재현한 침실이 완성되었다. 고풍스러운 분위기에 침대는 화려한 디자인에 높은 매트리스로 마무리하였다. 매트리스가 높아진 것만으로 특별한 침실 분위기가 연출되었는데 캐노피를 설치하여 신비감을 더했다. 캐노피 안에 함께 누워있으면 특별한 로맨틱한 감정이 들 수 있도록 디자인되었다. 천장까지 세심하게 디자인된 무늬 벽지를 설치해 디테일에도 신경 썼다. 다이얼로 조도를 조절할 수 있게 한 조명은 원하는 대로 밝힐 수 있게 하였고, 조명 색상 또한 레드 빛이 살짝 도는 옐로우로 세팅하여 따뜻하면서 로맨틱한 느낌을 연출하였다. 항상 쾌적한 공기를 유지할 수 있도록 공기청정기를 벽걸이형으로 설치하였고 인테리어에 어울리는 향을 선택해 자동으로 향이 시간에 맞춰 분사되도록 하였다.

여행에서 돌아온 부부는 달라진 침실에 만족해했다. 특히 여행에 지친 아내는 뜻밖의 선물이라도 받은 듯 소녀같이 좋아했다고 한다. 칙칙한 느낌의 안방이 로맨틱한 침실로 바뀌니 유럽여행을 하면서 동경했던 그런 분위기에서 사는 것 같아 특히 좋아했다고 한다. 남편의 작전은 대성공으로 끝났다. 부부는 와인 한잔하면서 이런저런 이야기를 많이 나눴고 서로 다르게 생각하던 부분들에 관해 이야기하면서 오해가 많이 풀렸다고 한다. 아내도 남편을 더 이해하게 되었고 남편도 아내가 불만을 가진 점을 이해하게 되었다고 한다. 아내는 무엇보다도 자신과의 관계 개선을 위해 남편이 노력했다는 것에 감동했다고 한다. 이후 부부는 금슬이 더 좋아졌다고 한다. 따라서 권태기가 찾아온 부부에게는 침실 인테리어를 색다르게 바꿀 것을 추천하는 바이다.

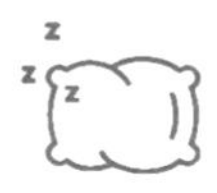

아무도 언급 안 하는 메모리폼 매트리스의 단점

최근 가장 뜨는 매트리스를 꼽으라면 단연 메모리폼 매트리스이다. 점탄성의 신비한 마력을 살려 대중적으로 다양한 제품이 개발되고 있다. 하지만 그 누구도 쉽게 말하지 못하는 단점이 있다. 부부관계 시 반동이 없는 매트리스라는 점이다. 우리 정서상 꺼내기가 부담스러운 이야기인지라 누구도 언급하지 못하는 단점이다. 제품 사용 소감을 밝히기도 애매한 경우에 해당한다. 간혹 구매자나 사용자가 개인 SNS에 살짝 언급한다 하더라도 속사정을 낱낱이 밝히는 것은 아니니 제품에 대한 객관적이고도 정확한 품평을 얻는 데 제한적일 수밖에 없다. 게다가 판매자 입장에서는 단점 따위 굳이 언급할 필요 없이 그냥 지나치면 될 일이다. 물론 정직하고도 용감한 판매사원이 메모리폼 매트리스의 단점을 확실하게 소비자에게 전달하고자 할 수도 있다. 하지만 어떻게? '부부관계를 생각하면 이 매트리스는 반동이 없다는 단점 때문에 추천하지 않습니다'라고 있는 그대로 사실 전달만 하면 될까? 과연 그럴까? 당신이 뭔데 남의 부부관계까지 왈가왈부하느냐고 반응하는 소비자도 있을 수 있다. 또 의도적으로 성희롱하는 것 아니냐고 따지는 경우도 있을 수 있다. 우리 문화상 소비자를 불편하게 하고 공연한 오해를 부르는 설명은 판매자 측에서는 삼가지 않을 수 없다. 물론 제품의 단점을 오해 없이 전달하는 방법에 대해서는 고민이 계속되어야 할 것이다.

누구도 쉽게 언급하지 못하는 메모리 폼 매트리스의 단점은 충격을 흡수해버려 반동이 올라오지 않는다는 것이다. 반면 스프링 매트리스는 작용 반작용의 원리로 힘을 가한 만큼 반대로 올라오는 장점이 있다. 만족스러운 관계가 중요한 커플이라면 메모리폼을 구매할 때 참고하고 사야 한다. 잠을 자고 휴식을 취하는 것도 중요하지만 이와 같은 단점도 있으니 잘 고려해야 한다.

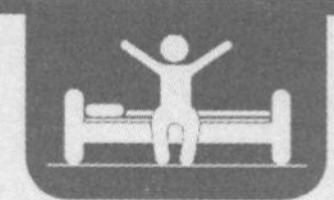

#숙면에 좋은 지압법

견정혈

목이나 어깨 근육의 긴장은 숙면을 방해할 수도 있다. 특히 하루 종일 앉아 있는 학생이나 직장인들의 경우 어깨나 목 근육이 뭉치고 통증이 발생할 수 있다. 이처럼 목과 어깨가 경직되어 있으면 피로도 심해지고 밤에 숙면을 취하기도 어렵다. 이럴 때는 양쪽 젖꼭지에서 수직으로 선을 그어 올렸을 때 양쪽 어깨선과 만나는 두 지점인 '견정혈'을 지압해주면 도움이 된다. 목과 어깨의 뭉친 근육을 부드럽게 풀어주고 혈액순환이 순조롭게 되면서 잠들기 쉬운 상태가 된다.

백회혈

신경이 예민한 사람들은 머릿속이 복잡해서 잠을 잘 이루지 못한다. 이런 경우에는 머리 꼭대기 한가운데 있는 '백회혈'을 지압해주는 것이 좋다. 이 부위를 부드럽게 마사지하듯이 지압을 해주면 무겁고 복잡했던 뇌가 맑아지는 기분이 든다. 정신적 스트레스를 풀어주고 두통을 해소하는 데에도 좋다. 무엇보다 마음을 편안하게 만들어서 잠들기 좋은 상태를 유지시켜 준다.

중충혈

뇌 기능에 과부하가 걸려 잠을 잘 이루지 못할 때 중지 손톱의 바로 아래에 있는 '중충혈'을 자극해주는 것도 도움이 된다. 학업, 자격증 취득이나 취업 등을 위해 밤늦게까지 공부에 매진하는 경우가 많은데, 그러다 보면 잠이 늘 부족한 상태가 된다. 짧게 자더라도 푹 자는 것이 중요한데 뇌를 많이 써서 머리가 뜨끈뜨끈하게 느껴질 정도가 된다면 중충 부위 지압이 도움된다. 뇌로 가는 혈액순환이 좋아지면서 머리가 맑아지고 숙면에도 좋다.

태충혈

발등의 엄지발가락과 검지발가락의 뿌리 부분이 만나는 '태충혈'은 기운을 돋우는 데 좋은 혈자리다. 간 기능을 강화하기 때문에 피로 해소에 도움이 되며 지쳐서 잠을 잘 이루지 못할 때 태충혈을 지압해주면 편안하게 숙면할 수 있다. 또한 태충혈은 우리 몸의 흐트러진 균형을 바로 잡고 기혈의 순환을 원활하게 만들어주기 때문에 혈액순환이 잘되지 않아서 잠을 이루지 못할 때도 도움이 된다.

용천혈

태충혈과 같은 효과를 내는 곳으로는 발바닥 한가운데 있는 '용천혈'이 있다. 용천혈 역시 원기 회복에 좋다. 피로가 누적되어 몸이 무겁고 무기력하게 느껴질 때는 잠을 푹 자기 힘든데 이럴 때 용천혈을 지압해주면 도움이 된다. 두통이나 근육통 등으로 잠을 못 이룰 때도 용천혈을 지압하면 통증 완화에 도움이 된다.

전중혈

'전중혈'은 양쪽 젖꼭지를 연결한 선의 한가운데 부분이다. 평상시 신경질적이며 화가 자주 치미는 사람들의 경우 불면증에 시달리기 쉽다. 게다가 마음의 긴장과 스트레스는 혈액순환을 방해하고 몸도 긴장시키게 된다. 이럴 때 전중혈을 부드럽게 문지르면 심장에 쌓이는 화기를 가라앉혀 주어 혈액순환이 원활해지고 긴장이 풀어지면서 숙면에도 도움이 된다.

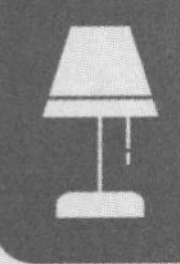

성공과 행복을 꿈꾼다면, 당장 침대 속으로 들어가라

수면에 대한 관심은 어릴 때부터 자연스럽게 시작되었다. 아버지께서는 1989년부터 매트리스 제조 공장을 운영하셨다. 매트리스 공장은 친구들과 술래잡기, 숨바꼭질하기 좋은 최적의 장소였다. 위험한 곳이니 밖에 나가 놀라는 훈계를 어른들한테서 듣기도 했지만, 매트리스 자재들과 기계들이 만들어 주는 숨기 좋은 공간을 포기할 수가 없었다. 공장에 가면 산처럼 쌓여 있던 매트리스 자재와 원단들은 정교한 공정을 거쳐 매트리스로 변해있었다. 그럼 나는 장난기가 발동해 매트리스에 올라가 대자로 누워 뒹굴곤 했는데, 그때 매트리스에 누워 확실하게 느꼈던 것은 공장에 있는 모든 물건은 '꿀잠'을 자는 데 있어서 절대로 어느 것 하나 빠져서는 안 된다는 것이었다.

매트리스에 누워 보내던 시간과 공상은 어느덧 수면에 대한 관심으로 이어지게 되었다. 성인이 되면서 편안한 잠자리에 대한 관심이 커졌고 전문적인 연구로 이어졌다. 그래서 2012년에 '바른수면연구소'를 설립하여 잠 못 이루는 사람들을 위한 컨설팅을 시작하게 되었고, 2017년에는 명동과 강남에 수면카페를 오픈하게 되었다.

맨 처음 도심 속 '수면카페'를 구상한 것은 2004년경이었다. 바쁜 사람들을 위한 서비스이자 아주 획기적인 사업이라 생각해 의욕을 가지고 준비를 했지만, 막상 현장에 나가 보니 수면카페에 대한 사람들의 인식이 좋지 않았다.

"카페에 가서 돈을 내고 잠을 잔다고?"

"고작 몇 시간 자기 위해 돈을 쓴다고?"

"호텔이나 모텔도 아니고 그냥 잠을 자는 곳이라니, 이상한 곳 아니야?"

이처럼 '수면카페'를 준비한다고 하면, 사람들은 대개 커플들이 찾는 사랑의 장소, 또는 마사지를 받는 업소는 아닌지 생각하는 것 같았다. 그리고 무엇보다 당시에는 '돈을 내고 잠을 자는 곳'이라는 개념을 너무나 생소하게 여겼다.

시대를 너무 앞서가는 컨셉이라는 생각에 사업을 접을 수밖에 없었고, 잠에 대한 인식이 바뀌기를 기다렸다. 그리고 비로소 2017년에야 수면카페를 열게 되었다. 여전히 생소하고 새로운 컨셉의 카페이긴 하지만 명동과 강남의 수면카페를 이용하는 고객들은 지속적으로 늘고 있고, 고객들의 만족도도 높아 많은 걱정 속에서 시작한 '수면카페'는 다행히 성업 중이다.

사업을 접어야 했던 2004년과 지금을 비교해 보면 그동안의 변화가 놀랍기만 하다. 이제는 사람들이 기꺼이 잠을 위해 돈을 지불하고, 보다 더 잘 자기 위해 적극적인 노력을 기울인다. 수면과 관련한 전문 서비스가 생기고 있고, 새로운 시장에 대한 수요가 커지고 있는 만큼 경쟁적으로 많은 산업들이 진출하고 있다. 지금으로부터 10년 뒤 수면의 미래는 더욱 드라마틱하게 변할 것이다. 수면에 대한 인식이 바뀌면서 새로운 수요가 생길 것이고, 수면과 관련한 산업도 더욱 다양해질 것이다.

나는 '수면의 질'에 대한 고민이 더욱 깊어지기를 기대한다. 행복과 성공의 중요한 요인 중 수면이 얼마나 큰 비중을 차지하는지 사회적으로 고민을 시작할 때이다. 오늘 열심히 공부했다면, 오늘 열심히 일했다면, 열심히 자는 일도 절대로 두려워해서는 안 된다. 잠을 충분히 자는 것도 삶을 위한 최고의 전략이 될 수 있다. 그러니 성공과 행복을 꿈꾼다면, 당장 침대 속으로 들어가라. 필자 또한 '굿 슬립! 굿 라이프!'라는 두 단어를 가슴에 새기며 모든 사람이 '꿀잠'을 자는 그날까지 수면 전도사로서 최선을 다할 것이다.

굿슬립 굿라이프

1판 1쇄 인쇄 2018년 8월 23일
1판 1쇄 발행 2018년 8월 31일

지은이 서진원

펴낸이 정용철
편집인 이경희 김보현
마케팅 김창현
디자인 ⓒ단팥빵
제 작 금강인쇄주식회사

펴낸곳 도서출판 북산
출판등록 2010년 2월 24일 제2013-000122호
주 소 서울시 강남구 역삼로 67길 20, 201호
전 화 02-2267-7695
팩 스 02-558-7695
홈페이지 www.glmachum.co.kr
이메일 glmachum@hanmail.net

ISBN 979-11-85769-13-4 03510